Tumors of the Jugular Foramen

颈静脉孔区肿瘤

原著 ［巴西］Ricardo Ramina

［德国］Marcos Soares Tatagiba

主译 夏 寅

中国科学技术出版社

·北京·

图书在版编目（CIP）数据

颈静脉孔区肿瘤 /（巴西）里卡多·拉米纳（Ricardo Ramina），（德）马科斯·苏亚雷斯·塔塔吉巴（Marcos Soares Tatagiba）原著；夏寅主译 . — 北京：中国科学技术出版社，2021.1

ISBN 978-7-5046-8788-3

Ⅰ.①颈… Ⅱ.①里… ②马… ③夏… Ⅲ.①颈静脉球瘤—诊疗 Ⅳ.① R543.6

中国版本图书馆 CIP 数据核字 (2020) 第 173992 号

著作权合同登记号：01-2020-5527

First published in English under the title

Tumors of the Jugular Foramen

edited by Ricardo Ramina, Marcos Soares Tatagiba

Copyright © Springer International Publishing Switzerland 2017

This edition has been translated and published under licence from Springer Nature Switzerland AG.

All rights reserved.

策划编辑	王久红　焦健姿
责任编辑	王久红
装帧设计	佳木水轩
责任印制	李晓霖

出　　版	中国科学技术出版社
发　　行	中国科学技术出版社有限公司发行部
地　　址	北京市海淀区中关村南大街 16 号
邮　　编	100081
发行电话	010-62173865
传　　真	010-62179148
网　　址	http://www.cspbooks.com.cn

开　　本	710mm×1000mm　1/16
字　　数	142 千字
印　　张	13
版　　次	2021 年 1 月第 1 版
印　　次	2021 年 1 月第 1 次印刷
印　　刷	天津翔远印刷有限公司
书　　号	ISBN 978-7-5046-8788-3 / R·2607
定　　价	128.00 元

译者名单

主 译 夏　寅　首都医科大学附属北京天坛医院

副主译 严旭坤　首都医科大学附属北京天坛医院

　　　 曲晓鹏　首都医科大学附属北京天坛医院

　　　 陶鹏宇　首都医科大学附属北京天坛医院

内容提要

　　本书引进自世界知名的 Springer 出版社，全球神外领域著名教授 Ricardo Ramina 和 Marcos S. Tatagiba 合力编著，首都医科大学附属北京天坛医院夏寅教授领衔主译。本书研究总结了 160 余例颈静脉孔区肿瘤（副神经节瘤、神经鞘瘤、脑膜瘤等）的诊疗经验，聚焦各类肿瘤的流行病学、遗传学、自然病程、临床表现、诊断及分型、放疗、化疗、手术指征及手术策略，全面涵盖了手术相关解剖结构、术前肿瘤栓塞、术中操作细节和术后康复管理及手术最新进展，并通过手术照片、图表和高清视频使手术清晰可视，直观呈现此极富挑战领域的特殊病变的手术难度，并创新发展了新概念和新技术，包括面神经的管理、重建颅底及切除大型肿瘤的颅内外管理等，值得每一位神经外科医师、耳鼻喉科医师、神经放射科医师、肿瘤学家细读、探索与借鉴。

主译简介

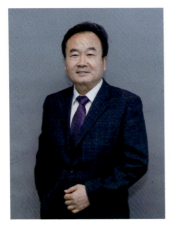

夏寅，医学博士，主任医师，北京天坛医院耳鼻咽喉头颈外科主任。目前担任 Fisch 国际颅底外科学习班 Tutor，中国优生科学协会副会长及听觉医学分会主任委员，中国医师协会耳鼻咽喉头颈外科分会委员及颅底学组副组长，《中国临床医生杂志》副主编，《中华耳鼻咽喉头颈外科杂志》等 9 本杂志编委。

从事耳科临床及科研工作 30 余年，熟练掌握各种进路听神经瘤切除术、颈静脉球体瘤切除术、颞骨次全切除术（外、中耳癌等）、岩骨次全切除术（颞骨良性肿瘤、岩骨胆脂瘤等）、脑脊液漏修补术、BAHA 植入术（单侧聋）、人工耳蜗植入术（重度耳聋）、面神经减压术（面瘫）、半规管填塞术（眩晕）、乳突根治及听力重建术（慢性化脓性中耳炎）等。主持省部级课题 10 余项，获得省部级奖励 2 项，发表论文 60 余篇，主编主译专著 5 部，副主编副主译专著 6 部。

颈静脉孔区是一个特殊的颅底解剖区域，包括颈静脉球、颈内静脉，以及第 IX、X 和 XI 对脑神经等结构；第 VII、XII 对脑神经，颈内动脉颞骨段，脊髓－延髓区和颅后窝硬脑膜与此相邻；颅颈交界处诸多骨性结构及软骨结构毗邻此区。

由于颈内静脉（特别是优势侧）、后组脑神经及相邻诸多结构功能十分重要，故切除累及颈静脉孔区病变的手术就特别复杂棘手，充满各种风险，有可能发生严重并发症，甚至导致死亡。因此涉及该区域的病变，包括副神经节瘤、脑膜瘤、脊索瘤、软骨肉瘤、神经鞘瘤和恶性肿瘤转移灶、硬脑膜动静脉瘘、自发性血栓、颈静脉球狭窄、头颅外伤等，其诊治应在特定医疗中心由经验丰富的外科医师、血管介入医师及重症监护团队等共同承担。

巴西的 Ricardo Ramina 教授及其团队的治疗水平领先国际，技术创新举世公认，在处理颈静脉孔区病变方面积累了丰富的经验，成功实施 163 例手术就是最好的佐证。其宝贵经验及真知灼见最终凝结成这部颈静脉孔区肿瘤专著。

本书分为 14 章，涉及历史回顾、流行病学、遗传学和侵袭途径、手术解剖学、影像诊断学、循证医疗、术前栓塞、手术治疗和术后管理、放射治疗、病理学、化学治疗、手术效果分析及康复等专题，并包含了诸多典型的临床病例和个案视频。

全书各章斟字酌句、通俗易懂、图表齐全、视频清晰，全本书增色不少。

在颈静脉孔区肿瘤治疗方面积累如此丰富的经验对任何一个团队

均非易事，所有期望涉足此领域的年轻医师和外科团队都应熟读此书，甚至经验丰富的专家也可从中受益良多。

多年以来 Ramina 教授及其团队不计代价诊治疑难杂症，殚精竭虑凝练诊治经验，而今瓜熟蒂落、终成正果。衷心祝贺他们能够奉献如此精品。

Laligam N. Sekhar , MD, FACS, FAANS
William Joseph Leedom and Bennett Bigelowand Leedom Professor
Director Cerebrovascular and Skull Base Surgery
Department of Neurological Surgery
University of Washington
Seattle, WA, USA

应邀为 *Tumors of the Jugular Foramen* 作序备感荣幸与自豪！本书两位作者均为本人得意门生。20 世纪 60—70 年代我与老友 Wolfgang Draf 教授联袂办学，传播一种新的外科理念，两位作者曾追随我们接受严格训练，由此奠定了坚实的颅底外科理论与实践基础。

各种颅底手术中令我特别关注的是颈静脉孔区手术，因为这些手术并发症很多，甚至可能致死。如何解决颈静脉孔区手术时面临的各种难题曾经是一个巨大挑战，特别是在缺乏足够诊断工具（如 CT 或 MRI）、无肿瘤栓塞技术的时代。我至今仍记得 1 例颈静脉孔区巨大血管性肿瘤向颅内、外广泛侵犯且无法术前栓塞的病例，当时我们用了 24 小时终于完全切除了肿瘤，并获得了良好的术后效果！

近年来，在 CT、MRT 和选择性血管造影的帮助下，我们已能做到精确诊断疾病。在此要特别感谢 Anton Valavanis 教授开发了一种非常复杂、安全的栓塞技术，可以减少富含血管的巨大颈静脉球瘤的血供。术中脑神经监测目前已成常规。

常做大体解剖能使我们了解更多解剖变异。与此同时，通过大量手术处理不同类型病变有助于改进"学习曲线"。我们不仅要提高彻底切除肿瘤的能力，而且要尽可能减少并发症。需要特别注意的是，不同肿瘤可能具有不同的生物学行为。

毫无疑问，从外科角度来看颈静脉孔区目前仍然是一个充满挑战的颅底热点，有志涉足处理各种颈静脉孔区病变的神经外科、耳鼻咽喉科医师都需要学习精准手术解剖，了解不同肿瘤自然病程，力争减少各种可能的并发症。

感谢 Ricado Ramina 和 Marcos Soares Tatagiba 教授致力于搜集、整理外科发展史、流行病学、遗传学和自然病程、临床症状、分型体系、手术解剖、保守治疗（包括放疗和化疗）、手术指征、术前肿瘤栓塞及术后处理等。本书特辟专门章节讨论手术效果和康复情况。通过各种病例临床图片的展示及手术视频的演示，有助于读者理解非常复杂的手术入路及关键手术步骤的具体操作。

本人对现在及未来的颅底外科医师建议：手术效果应优于疾病自然发展过程。

热烈祝贺两位教授取得的杰出成就，这部传世之作将有助于推动颅底外科进一步发展。

Madjid Samii, MD, PhD
President of the International Neurosciences
Insitute of Hannover (INI)
Hannover, Germany

　　本书是巴西库里蒂巴神经研究所神经外科的 Ricardo Ramina 教授和德国艾伯哈特－卡尔斯－图宾根大学医院神经外科 Marcos Soares Tatagiba 教授历时二十余载、精诚合作的结晶。诚如作者所言，颈静脉孔区肿瘤手术曾经是且现在依然是神经外科、耳神经外科医师面临的巨大挑战。令人欣慰的是目前临床医师追求的目标已从保全患者生命、减少术中大出血等发展为切除肿瘤的同时保留后组脑神经功能、改善患者生活质量等，因此对手术医师的解剖知识、手术技巧、综合协调能力等都提出了更高的要求。为了实现上述目标，两位专家在总结了160 余例颈静脉孔区肿瘤（副神经节瘤、神经鞘瘤、脑膜瘤等）诊治经验的基础上聚焦肿瘤相关历史、流行病学、遗传学、自然病程及临床表现、临床诊断及分型体系、保守治疗（包括放疗和化疗）、手术指征及手术解剖、术前肿瘤栓塞、实用外科技术和术后康复管理等，帮助读者全面了解最新研究进展。两位神经外科大师德国汉诺威研究所的 Madjid Samii 教授和美国华盛顿大学的 Laligam N. Sekhar 教授欣然为本书作序，隆重推介，认为其先进经验值得国际同行借鉴并推广。

　　通读全书，译者认为此书有三大特点。

　　1.先进性　医学的发展离不开科技进步。作者在广泛阅读相关文献的基础上，利用分子生物学、遗传学技术深入了解该区各种肿瘤的自然病程和生物学行为，将影像学（CT、MRI 等）、神经介入放射学（DSA 等）、神经麻醉学、神经电生理学和神经重症监护等相关学科的先进技术应用于临床实践，通过多学科联合手术、多模式综合治疗，意在提高肿瘤切除率、提升神经功能保护率、减少术中出血等并发症，并取得良好效果。

2. 科学性 科学研究的真谛在于真实。作者报告所有病例中肿瘤全切率不足 70%，次全切除率超过 30%，且有数十例发生脑神经功能障碍、10 例发生脑脊液漏等并发症。粗略分析以上数据并不理想，而且这些数据还是综合应用各种新技术、多学科协同作战的结果。但译者认为，这恰恰是作者难能可贵之处，或许一些专家认为目前实现肿瘤全切已不是问题，事实并非如此，具体手术过程中可能存在这样或那样的问题导致无法全切肿瘤，无论医者还是患者均应认清并接受这一现实。对于神经功能保护的效果更是如此，尤其在遇到巨大肿瘤或恶性肿瘤时，为保护神经功能宁可放弃全切肿瘤，而是综合利用放化疗方案予以补救治疗，这不失为明智之举。

3. 局限性 多学科合作是学科发展的必由之路。现代学科发展至今，各个学科均有其自身优势，但也不乏局限，解决专业划分过细弊端的唯一途径就是多学科合作。具体对颈静脉孔区肿瘤治疗而言，手术、观察、放疗、化疗何为最佳选择有待多科讨论；选择何种手术入路为宜亦需多科协调。本书对颅 – 颈入路推崇备至，难免有过誉之嫌；对颞下窝入路一带而过，无疑存遗珠之憾。简而言之，医者不应拘泥于自身学科，如何让患者获得最佳治疗效果才是重点所在。尽管如此，但瑕不掩瑜，本书仍不失为一部值得推荐的精品之作。

北京天坛医院耳鼻喉头颈外科主任
Fisch 国际颅底外科学习班 Tutor

原书前言

颈静脉孔区肿瘤曾被认为是最难切除的颅底病变之一，但目前人们已将手术并发症和死亡率控制在合理范围内。这些病变位置深在，周围神经血管结构非常复杂。此区常见血供丰富的肿瘤，新近发展起来的神经放射学、分子生物学和遗传学技术有助于我们更好地了解这些肿瘤的自然病程和生物学行为，CT、MRI 和 DSA 的发明提高了我们明确诊断疾病、确定病变范围的水平。辅之以同步发展起来的神经介入放射学、神经麻醉学、神经电生理学和神经重症监护等技术，通过协调配合、多学科联合手术切除这些极富挑战性的肿瘤，导致这些疾病的治疗发生了革命性改变。尽管进步显著、成就喜人，但手术切除颈静脉孔区肿瘤仍然是神经外科和耳鼻咽喉科医师面临的巨大挑战，因此，多模式治疗包括放射治疗或放射外科治疗，以及特定病例的化疗或有助于补充完善这些复杂病变的治疗方案。

本书聚焦颈静脉孔区肿瘤的历史回顾、流行病学、手术解剖、临床诊断、外科技术和术后管理等，具体内容包括诸多临床病例、手术效果分析和手术视频演示。

特别致谢影响我们职业生涯的两位颅底外科大师——神经外科 Madjid Samii 教授和耳鼻咽喉科 Wolfgang Draf 教授，正是他们的谆谆教诲、深切勉励和先进理念激励着我们去迎接颅底外科更大的挑战。

Ricardo Ramina, MD, PhD
Curitiba, Brazil
Marcos Soares Tatagiba, MD, PhD
Tübingen, Germany

致 谢

首先，衷心感谢本书的所有编者，特别是巴西库里蒂巴神经研究所（Neurological Institute of Curitiba, INC）的工作人员：Mauricio Coelho Neto 博士参与了大量手术并进行术中神经电生理监测，Lucas Aurich 博士和 Tiago Scopel 博士协助解剖，Erasmo Barros da Silva Jr. 博士负责绘图，Teresa Cristina Santos Cavalcanti 博士（病理学家）提供组织学图像，Marli Ataka Uchida 女士（学术秘书）负责审阅文本。

对联合国教科文组织坎皮纳斯州立大学的 Yvens Barbosa Fernandes 博士和 Jorge R. Paschoal 博士深表谢意，他们参与了很多颈静脉孔区手术。

诚挚感谢德国艾伯哈特－卡尔斯－图宾根大学临床解剖研究所所长 Bernhard Hirt 教授，他负责组织安排所有解剖相关设备。

十分敬佩 João Jarney Maniglia 教授的献身精神和聪明才智，他曾陪伴我们经历长达数小时的复杂颈静脉孔区肿瘤手术过程并与我们分享特殊的耳鼻咽喉手术经验。

最后感谢 Roberta Braga 鼓励我坚持完成这个项目，即使在我专注研究、写作，无暇他顾时，仍不离不弃。

谨以本书献给我们的患者，每个患者都使我们获益匪浅，我们理应反馈服务于更多患者！

成功绝非偶然，需要努力工作、坚持不懈、刻苦学习、深入研究、勇于牺牲，最重要的是热爱你的事业。

贝利——巴西最成功的足球运动员，三届世界杯冠军得主，被公认为有史以来最伟大的足球运动员。

目　录

第1章 基本原理与原则
Historical Backgroun

颈静脉孔位于颅底深处，内含复杂神经、血管结构，外邻大脑、颈部重要器官。颈静脉孔（jugular foramen，JF）肿瘤罕见，多为良性，位置深在，累及或包埋血管神经，多为富血肿瘤，以上特点导致诊断、治疗和康复非常困难。这些病变区域曾经被认为是"手术禁区"，精确诊断、手术策略和术后护理的匮乏导致颈静脉孔良性肿瘤患者预后不佳。尽管过去数十年诊断和手术等有所发展，但彻底切除大型颈静脉孔区肿瘤并保留受累神经血管结构仍然是一个巨大挑战。累及颈静脉孔肿瘤种类各异，如副神经节瘤、神经鞘瘤、脑膜瘤、脊索瘤、软骨肉瘤、原发和转移性骨肿瘤[1]。骨肿瘤并不常见但种类繁多，包括骨巨细胞瘤、动脉瘤性骨囊肿、浆细胞瘤、成骨细胞瘤等。颈静脉孔巨细胞瘤和浆细胞瘤等肿瘤可表现为搏动性耳鸣、听力损失等，耳镜检查可发现鼓膜深面富血供肿块。颈静脉孔区最常见肿瘤为副神经节瘤，又称为化学感受器瘤、非嗜铬细胞瘤和血管球瘤等。这些肿瘤起源于神经嵴组织（副神经节），可散在发病。可具有家族聚集性，表现为常染色体显性遗传和不完全外显，成为遗传综合征的组成部分[2]。家族性副神经节瘤常表现为多中心发病[3]。副神经节或血管球体起源于神经嵴。1941 年 Guild 首次描述颞骨颈动脉体样结构，称之为"颈静脉球体"[4]，它位于颈静脉球穹顶血管外膜，与迷走神经耳支（Arnold 神经）

或舌咽神经鼓室支（Jacobson 神经）相关。头颈解剖发现它们位于睫状神经节靠近中耳黏膜面、迷走神经结状神经节和大动脉壁[5]。副神经节瘤很少释放儿茶酚胺[6]，但肿瘤分泌儿茶酚胺时可出现高血压、头痛、心律失常、恶心和心悸等，必须在术前识别这些症状以免引起并发症甚至死亡。围术期这些患者需要应用 α 受体阻断药控制血压、消除间歇性高血压。术前 1～2 周使用 α 受体阻断药如苯氧苄胺和高选择性 $α_1$ 受体抑制药如哌唑嗪等。一般不用 β 受体阻断药，α 受体阻断建立前阻断 β 受体可能导致心肌梗死、器官缺血和非对抗性 α 受体激动而死亡[6]。

副神经节瘤常见于颈静脉孔区（颈静脉球瘤）、中耳（鼓室球瘤）和迷走神经（迷走神经球瘤）。1942 年 4 月，Rosenwasser 为一名中耳、外耳道出血肿块患者实施手术[7, 8]，组织学报告该肿瘤与颈动脉体良性肿瘤一致。1945 年，Rosenwasser 首次报道中耳副神经节瘤，认为这些肿瘤与颈静脉球体有关[7]。Alford 和 Guilford 把这些病变分为鼓室球瘤和颈静脉球瘤[9]。

神经鞘瘤是颈静脉孔第二位常见肿瘤，多为良性、非浸润性病变[1, 10, 11]。颈静脉孔原发性脑膜瘤罕见，文献仅有少许报道；这些肿瘤起源于颈静脉球蛛网膜细胞，可浸润周围骨质和神经组织[12]；我们处理的颈静脉孔病变中有 13 例脑膜瘤[13]，4 例恶性或侵袭性肿瘤（3 例间变性、1 例乳头状）。另外有 1 例良性脑膜瘤在外单位放疗后行次全切除术，最后发展为放射诱发的恶性肿瘤。脊索瘤和软骨肉瘤也可起源于颈静脉孔。

转移癌比副神经节瘤或神经鞘瘤更容易引起"典型颈静脉孔综合征"（Vernet-Collet-Sicard 综合征）[14]。转移性腺癌、黑色素瘤和肾细胞癌影像学检查结果可能类似于血管球瘤。

每一例颈静脉孔肿瘤患者的治疗都需要小心仔细并考虑个性化方案。这些肿瘤曾经被认为是最难切除的颅底肿瘤之一，目前已达到把并发症和死亡率控制在合理范围内，治疗的目标是彻底切除肿瘤并保留脑神经和血管。颈静脉孔肿瘤手术非常困难：病变部位深在，富含血管，脑神经（Ⅶ、Ⅷ、Ⅸ、Ⅹ和Ⅺ）、颈内动脉、椎动脉（vertebral artery，VA）及其分支等受累，颅底骨质缺损巨大，硬脑膜受累导致脑脊液漏等。术后并发症甚至死亡常与后组脑神经损伤有关。

神经外科医师、耳鼻咽喉科医师和神经放射介入医师等多学科合作有助于提高颈静脉孔区肿瘤的诊断、术前评估和治疗水平。

一些作者推荐首选放射治疗如伽马刀、立体定向技术或体外照射等[15-19]，但放射治疗效果依然不明[19, 20]。放射治疗未能控制病情者10年后可出现肿瘤迅速增大或颅底放射性骨坏死所致剧烈疼痛。已有报道良性颈静脉球瘤放射治疗后出现放射诱导恶性肿瘤[21]。

我们认为放射治疗或放射外科仅适用于颈静脉孔良性肿瘤术后复查 MRI 显示残余肿瘤有生长迹象者。对身体条件较差的老年患者可考虑临床观察或放射治疗。

参考文献

[1] Ramina R, Maniglia JJ, Fernandes YB, Paschoal JR, Pfeilsticker LN, Coelho Neto M. Tumors of the jugular foramen: diagnosis and management. Neurosurgery. 2005;57:59–68.
[2] Neumann HP, Pawlu C, Peczkowska M, Bausch B, McWhinney SR, Muresan M, Buchta M, Franke G, Klisch J, Bley TA, Hoegerle S, Boedeker CC, Opocher G, Schipper J, Januszewicz A, Eng C, European-American Paraganglioma Study Group. Distinct clinical features of paraganglioma syndromes associated with SDHB and SDHD gene mutations. JAMA. 2004;292(8):943–51.

[3] Bikhazi PH, Roeder E, Attaie A, Lalwani AK. Familial paragangliomas: the emerging impact of molecular genetics on evaluation and management. Am J Otol. 1999;20:639–43.

[4] Guild SR. A hitherto unrecognized structure, the glomus jugularis in man. Anat Rec. 1941;79:28.

[5] Brown JS. Glomus jugulare tumors revisited: a ten-year statistical follow-up of 231 cases. Laryngoscope. 1985;95:284–8.

[6] Colen TY, Mihm FG, Mason TP, Roberson JB. Catecholamine-secreting paragangliomas: recent progress in diagnosis and perioperative management. Skull Base. 2009;19:377–85.

[7] Rosenwasser H. Carotid body like tumor involving the middle ear and mastoid bone. Arch Otolaryngol. 1945;41:64–7.

[8] Rosenwasser H. Glomus jugulare tumors. Laryngoscope. 1952;62:623–33.

[9] Alford BR, Guilford FR. A comprehensive study of tumors of the glomus jugulare. Laryngoscope. 1962;72:765–805.

[10] Mattos JP, Ramina R, Borges W, Ghizoni E, Fernandes YB, Paschoal JR, Honorato DC, Borges G. Intradural jugular foramen tumors. Arq Neuropsiquiatr. 2004;62:997–1003.

[11] Ramina R, Maniglia JJ, Fernandes YB, Paschoal JR, Pfeilsticker LN, Neto MC, Borges G. Jugular foramen tumors: diagnosis and treatment. Neurosurg Focus. 2004;17, E5.

[12] Molony TB, Brackmann DE, Lo WW. Meningiomas of the jugular foramen. Otolaryngol Head Neck Surg. 1992;106:128–36.

[13] Ramina R, Neto MC, Fernandes YB, Aguiar PH, de Meneses MS, Torres LF. Meningiomas of the jugular foramen. Neurosurg Rev. 2006;29:55–60.

[14] Greenberg HS, Deck MD, Vikram B, Chu FC, Posner JB. Metastasis to the base of the skull: clinical findings in 43 patients. Neurology. 1981;31:530–7.

[15] Huy PT, Kania R, Duet M, Dessard-Diana B, Mazeron JJ, Benhamed R. Evolving concepts in the management of jugular paraganglioma: a comparison of radiotherapy and surgery in 88 cases. Skull Base. 2009;19:83–91.

[16] Larner JM, Hahn SS, Spaulding CA, Constable WC. Glomus jugulare tumors: long-term control by radiation therapy. Cancer. 1992;69:1813–7.

[17] Peker S, Sengöz M, Kılıç T, Pamir MN. Gamma knife radiosurgery for jugular foramen schwannomas. Neurosurg Rev. 2012;35(4):549–53.

[18] Sharma MS, Gupta A, Kale SS, Agrawal D, Mahapatra AK, Sharma BS. Gamma knife radiosurgery for glomus jugulare tumors: therapeutic advantages of minimalism in the skull base. Neurol India. 2008;56:57–61.

[19] Springate SC, Weichselbaum RR. Radiation or surgery for chemodectoma of the temporal bone: a review of local control and complications. Head Neck. 1990;12:303–7.

[20] Green Jr JD, Brackmann DE, Nguyen CD, Arriaga MA, Telischi FF, De la Cruz A. Surgical management of previously untreated glomus jugulare tumors. Laryngoscope. 1994;104:917–21.

[21] Lalwani AK, Jackler RK, Gutin PH. Lethal fibrosarcoma complicating radiation therapy for benign glomus jugulare tumor. Am J Otol. 1993;14:398–402.

第 2 章　历史回顾
Historical Aspects

　　颈静脉孔区肿瘤的治疗一直是颅底外科医师面临的巨大挑战。虽然相对少见，但这些病变与脑神经和重要神经血管结构相邻，且多富含血管，可累及邻近结构如颈静脉球、颈内动脉、中耳、岩尖、斜坡、颞下窝和颅后窝等。这些年来在神经影像学、肿瘤血管栓塞技术、神经监测技术等诸多方面取得显著进展，外科手术追求安全切除肿瘤、降低以往时常发生的并发症和死亡率。

　　颈静脉孔区肿瘤手术最初的目标仅限于保护患者的生命安全，后来进一步发展到追求减少出血、保护脑神经功能、减少全切肿瘤所需各种手术入路以及术后美容效果更佳。随着技术进步有望获得更佳治疗效果。

一、初始报道

　　1840 年 Valentin 首次发现位于鼓室神经起始部类似神经节的微小结构，建议命名为"鼓室神经节"或"神经节细胞增生"[1]。

　　1878 年 Krause 认为这种结构不是神经节[2]，而是一种类似颈动脉体的血管组织，称之为"死亡鼓室腺"[3]。这种结构位于上鼓室管起始部的神经束膜和骨膜之间，类似于"颈动脉腺"（颈动脉球、阿诺德神经节），故 Krause 建议像 Von Lushka（1862）所述将其命名为"鼓室腺"[4]。

1951 年 Zettergren 和 Lindstrom 在其研究中追述了 Krause 的发现[5]：开放人体岩骨鼓室小管，可以发现鼓室神经在离开岩神经节进入鼓室小管处出现梭形膨胀，长约 4mm、厚度 < 1mm。此梭形膨胀在静脉充血时呈红色类似一个小神经节（鼓室腺），无血时呈白色类似增厚骨膜，而实际上两者皆非。这一梭形膨胀实为高度血管化、由弹性纤维构成基本框架的结缔组织，包含动脉、静脉和毛细血管网。动脉源自咽升动脉鼓室支（壁厚 0.12mm），伴行鼓室神经。这种高度血管化组织由数量不等、直径 0.007～0.015mm 的三角锥形或星形上皮细胞组成，细胞核直径约为 0.004mm。偶尔，这些细胞可聚集成管状结构围绕血管周围提示为颈动脉体结构。颈动脉体和松果体这些腺体样器官代表进化史的遗迹，为了区分鼓室腺与所谓鼓室淋巴结，可以称之为"腮弓鼓室腺"。

这些研究成果曾随着旧手册广泛传播并应用，但 1932 年 Watzka 通过研究 2 只成年豚鼠、4 例胎儿、2 例新生儿和 1 例 57 岁女性后，断然否认存在这些结构[6]，从此，文献中几乎再无学者引用 Valentin 和 Krause 观点。

二、首次命名

1941 年 Guild SR 在芝加哥召开的美国解剖学会议上重提颈静脉球非嗜铬副神经节瘤（图 2-1）[7,8]，描述血管球组织为颈静脉球穹顶处血管外膜上扁平卵圆体，称之为"颈静脉球体"。这种副神经节结构由

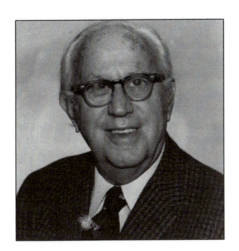

▲ 图 2-1　**Stacy Rufus Guild 博士（1890—1966）**
引自 Bordley JE. Ann Otol Rhinol Laryngol 1966

毛细血管或前毛细血管组成，其间散布着一些沿颈静脉球分布的上皮细胞。Guild 通过人体颞骨连续切片研究发现这种组织 50% 位于颈静脉球，25% 沿舌咽神经鼓室支（Jacobson 神经）行程分布，25% 遍布迷走神经耳支（Arnold 神经）。上述发现可以解释"血管球瘤"存在于中耳（鼓室血管球瘤）和颈静脉球区（颈静脉血管球瘤）。

1952 年 Rosenwasser H. 报道了 1 例外中耳肿瘤切除术，术中出血严重（图 2-2）[9]，术后组织病理证实此肿瘤类似以往报道的颈动脉体良性肿瘤。1945 年 Rosenwasser H. 发表了第 1 篇有关中耳副神经节瘤的文章，并将这些肿瘤与颈静脉球体相联系。

1952 年 Rosenwasser 首次提出颈静脉血管球和颞骨颈动脉体瘤可能有关[10]。1949 年 Lattes 和 Waltner 首次命名"颈静脉血管球瘤"[11]。

颈静脉孔区肿瘤的治疗历经多年发展，但由于颈静脉孔位置深在难以到达且毗邻诸多重要神经血管结构，故切除该区域肿瘤极具挑战、手术效果大多不尽人意。

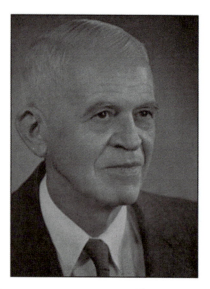

▲ 图 2-2　**Harry Rosenwasser 博士（1902—1987）**

引自 John Q. Adams Center for the History of Otolaryngology American Academy of Otolaryngology and Head and Neck Surgery

　　20 世纪 30 年代主要是通过枕下入路切除颈静脉孔周围骨质避免大量出血[12]，多采取次全切除术后补充放射治疗[13, 14]，术后患者大多会出现后组脑神经麻痹。

　　1952 年 Capps 首次描述移位面神经联合控制乙状窦和颈内静脉以便充分显露颈静脉孔[15]，但终因出血过多放弃切除颈静脉球，术后效果不佳。

三、化学感受器功能

　　1926 年 De Castro 首次提出颈动脉体具有化学感受器功能[16]。1939 年 Heymans 和 Bouckaert、1940 年 Schmidt 和 Comroe、1944 年 Dripps

和 Comroe 等后期研究证实了 De Castro 的观点 [17-19]，不仅确认颈动脉副神经节瘤的化学感受器功能，而且证明副神经节体也有这种功能。这些结构对血液中 pH、氧分压和 CO_2 分压变化非常敏感，在某些情况下可能在调节呼吸方面发挥重要作用。另外，1933 年 Christie 证明了颈动脉副神经节瘤不含肾上腺素 [20]。

四、诊疗技术改进

20 世纪 60—70 年代诸多先进医学技术的问世提升了精确诊断和手术水平，如手术显微镜、显微外科技术、双极电凝、神经麻醉、动脉造影及栓塞 [21, 22]、颈静脉逆行造影 [23]、计算机断层扫描（CT）[24] 和磁共振成像 [25]。

五、分型体系

House 和 Glasscock 首次提出手术切除鼓室血管球瘤的同时应保留听力 [26]。1969 年 McCabe 和 Fletcher 提出肿瘤大小和范围是选择最佳手术方式的决定因素 [27]。不久，Fisch 和 Jackson 等根据肿瘤大小、颅内侵犯范围和手术可行性提出了新的分型系统 [28, 29]。

副神经节瘤不同分型系统中，1982 年 Jackson 和 Glasscock、1978 年 Fisch 方案应用最广 [28, 29]。1981 年 Fisch 修订了分型标准，将肿瘤颅内侵犯范围包括在内。

1988 年 Ramina 等制订了 Curitiba 分型标准[30]。与其他分型系统相比，该标准具有根据病变位置和范围预测可能面临手术困难、易于记忆等优点。

六、外科技术进展

20 世纪 50 年代曾有几位医师尝试切除颈静脉球瘤但多以失败告终[13, 31]，主要制约因素包括：颈静脉球区解剖结构复杂，分离肿瘤难以控制出血，再加上缺乏高清晰图像帮助明确肿瘤边界。1951 年 Weille 和 Lane 建议磨除肿瘤周围骨质以减少术中出血[12]，他们选择的手术入路时未意识到在切除颈静脉球时，岩下窦出血才是主要危险因素。

1953 年 Semmes 报道了 1 例枕下入路切除颈静脉球瘤手术[32]，尽管切除了所有颅后窝肿瘤，但并没有尝试切除累及乳突或中耳病变。1954 年 Capps 报道 5 例颈静脉球瘤治疗经验，其中第 1 例接受了扩大手术切除，包括面神经移位（首次介绍这种技术）、控制乙状窦两端及颈内静脉，但未能成功切除颈静脉球。此例术后并发症较多，导致 Capps 对其余 4 例仅采用放射治疗。

1953 年 Albernaz 和 Bucy 报道 1 例耳聋、颈静脉孔受压患者[31]：值得注意的是切开硬脑膜未见肿瘤，只有后组脑神经畸形，关闭术腔时患者心脏骤停。尸检只发现一个 1.0cm × 2.0cm 的颈静脉球瘤。

1964 年 Shapiro 和 Neues 报道了 1 例复发性颈静脉球瘤手术[33]：通过移位面神经，切除颈静脉球，完全切除肿瘤。与之前报道不同的是术中失血很少、术后神经功能恢复良好。1965 年 Gejrot 实施 4 例类似手术 [23]。

上述报道展示了从早期的手术探索发展到现代外科技术的脉络，这些实践活动证明切除肿瘤的同时保留神经功能是可以实现的目标。Gejrot 奠定了现代颈静脉球瘤外科的基础 [23]，其强调的原则应用至今：由于后组脑神经行经乙状窦之下，因此保护乙状窦内侧壁十分重要。

听力保护技术主要是 House 和 Farrior 于 20 世纪 60 年代末提出：House 报道切除颈静脉球瘤时保留外耳道后壁骨质 [34]，不移位面神经，通过开放面隐窝、显露下鼓室切除肿瘤。Farrior 介绍的技术 [35]，改进于 Shambaugh 技术 [36]，适用于向内侧侵犯的小血管球瘤，但对累及外耳道前壁和颈内动脉的肿瘤无效。

20 世纪 70 年代提出了枕下开颅术和乳突根治术相结合的多学科联合颅底入路 [29]。1971 年 Kempe 等报道采用上述技术一期切除累及颞骨和颅后窝的肿瘤 [37]。1971 年 Hilding 和 Greenberg 报道 1 例类似手术 [38]：经过关节窝显露颈内动脉。Glasscock 等报道 [39]：结合 Shapiro 技术广泛显露颅底、House 技术扩大面隐窝。Gardner 等详细介绍了多学科团队侧颅底联合入路 [40]：①通过颈部显露颅底；②切除颞骨和颈静脉窝骨质；③切除肿瘤，然后修复重建。

1977 年 Fisch 报道通过颞下窝入路显露颞骨段颈内动脉 [28]，克服了以往手术入路的主要缺陷，提前控制颈内动脉才能保证安全地切除大血管球瘤。1987 年 Al-Mefty 等报道外侧颞下窝入路联合颅后窝开颅术切除颅内广泛侵犯的巨大血管球瘤 [41]：这种联合入路能够到达以往无法操作的区域一期切除肿瘤，避免分期手术。2002 年 Al-Mefty 和 Teixeira 根据肿瘤符合一个或多个指标将其分为不同类型复杂肿瘤 [42]：

体积巨大、多中心病灶、恶性、分泌儿茶酚胺、合并其他损伤、前期治疗效果不佳、放疗或栓塞后不良反应。随后 Bordi、Patel 和 Liu 等对颈静脉孔区手术入路作了诸多改进[43-45]。

七、肿瘤栓塞的价值

尽管通过不同手术入路可以改善肿瘤的显露情况，但肿瘤的高度血管化仍然是手术过程中必须面临的主要挑战。1975 年 Hilal 等发明了颈静脉孔肿瘤超选择性动脉栓塞[46]，该方法可显著降低肿瘤血管化，尽管术中仍有大量出血，但无疑增加了手术的安全性。1989 年 Murphy 和 Brackmann 报道了 35 例实施术前栓塞的病例[47]：手术时间和术中出血均显著减少，肿瘤全切率更高，但并未降低脑神经损伤风险。随着血管内栓塞技术的发展和介入放射学临床经验的增加，此项技术早期常见的并发症如中风和脑神经损伤等显著下降。

Ramina 等发明了旋转颞肌重建颅底技术[48]，该方法除了获得良好的美学效果外，还可显著减少脑膜炎和术后脑脊液漏，避免腰穿引流从而缩短住院时间。尽管自 1987 年以来一直应用该技术，但最终于 2005 年才得以正式发表。

八、放射治疗与放射外科

1973 年 Spector 等首次报道放射治疗[49]：对肿瘤细胞影响不大，

但纤维结缔组织显著增加。其他几位作者报道了放射治疗的主要作用是射线继发的血管损伤[50, 51]，此外，这些研究发现放射治疗不影响儿茶酚胺的分泌[52]。但也有其他优选放射治疗研究报道，对于一些罕见增生肿瘤，放疗可明显抑制肿瘤[3, 53–55]。

分析上述研究成果，两个重要问题值得关注。首先，绝大多数患者随访时间不足 5 年，但众所周知，肿瘤复发可能发生于初始治疗 25 年后[56]；其次，大多数患者接受放射治疗后肿瘤大小并无变化。无论放射治疗有何局限，外科治疗毕竟涉及麻醉相关风险、潜在脑神经损伤风险。分级放射可降低光化并发症风险。

目前临床应用的其他放射治疗是放射外科伽马刀（伽马刀、直线加速器和射波刀）。1997 年 Foote 等首次报道利用立体定向放射外科技术治疗无法手术或部分切除的血管球瘤患者[57]，初步评价放射外科治疗后即刻、急性、慢性毒性以及治疗效果。平均随访 20 个月，未发现急性或慢性毒性，9 例肿瘤患者中 8 例的肿瘤大小稳定。1999 年 Eustacchio 等报道了 10 例患者接受放射外科治疗[58]，随访 36 个月，4 例患者的肿瘤缩小，6 例无变化。2000 年 Jordan 等报道 8 例无手术指征的患者在接受立体定向放射外科治疗后的效果[59]：随访 27 个月，肿瘤均无增大，但 1 例出现严重眩晕需住院治疗。其他几项研究结果类似：可控制肿瘤生长，少数肿瘤缩小。

颈静脉孔区肿瘤治疗的历史进程告诉我们：手术是首选治疗方式。放射治疗或放射外科治疗效果仍有争议，迄今为止尚无确凿数据支持放射治疗是各种颈静脉孔区肿瘤首选治疗方法。我们认为如果患者因高龄、身体条件差或明显后组脑神经损伤风险不适合手术，放射治疗不无益处[60]，无法手术或病变部分切除者可能是放射外科治疗的最佳人选。

　　熟悉相关解剖概念、诊断和治疗的历史演变是理解目前确定治疗这些具有挑战性病变各种可能方案的基础。

参考文献

[1] Valentin G. Über eine gangliose anschwellung in der Jacobson'schen anastomose des menschen. Arch Anat Physiol. 1840;287–90.

[2] Krause W. Die glandula tympanica des Menschen. Zbl Med Wiss. 1878;16:737–9.

[3] Siekert RG. Neurologic manifestations of tumors of the glomus jugulare, chemodectoma, nonchromaffi nparaganglioma or carotid-body-like tumor. AMA Arch Neurol Psychiatry. 1956;76:1–13.

[4] Jackson CG, Welling DB, Chironis P, Glasscock 3rd ME, Woods CI. Glomus tympanicum tumors: contemporary concepts in conservation surgery. Laryngoscope. 1989;99:875–84.

[5] Zettergren L, Lindstrom J. Glomus tympanicum. Its occurrence in man and its relation to middle ear tumors of carotid body type. Acta Pathol Microbiol Scand. 1951;28:157–64.

[6] Berg NO. Tumors arising of the tympanic gland (glomus jugularis) and their differential diagnosis. Acta Pathol Microbiol Immunol Scand. 1950;27:194–221.

[7] Guild S. A hitherto unrecognized structure: the glomus jugularis in man. Anat Rec. 1941;79:28.

[8] Guild SR. The glomus jugulare, a nonchromaffin paraganglion, in man. Ann Otol Rhinol Laryngol. 1953;62:1045–71.

[9] Rosenwasser H. Glomus jugularis tumor of the middle ear: (carotid body tumor, tympanic body tumor, nonchromaffi n paraganglioma). Laryngoscope. 1952;62:623–33.

[10] Rosenwasser H. Glomus jugularis tumor of the middle ear; carotid body tumor, tympanic body tumor, nonchromaffi n paraganglioma. Trans Am Laryngol Rhinol Otol Soc. 1952;3:94–106.

[11] Lattes R, Waltner JG. Nonchromaffi n paraganglioma of the middle ear; carotid-body-like tumor; glomus-jugulare tumor. Cancer. 1949;2:447–68.

[12] Weille FL, Lane Jr CS. Surgical problems involved in the removal of glomus-jugulare tumors. Laryngoscope. 1951;61:448–59.

[13] Lundgren N. Tympanic body tumours in the middle ear; tumours of carotid body type. Acta Otolaryngol. 1949;37:367–79.

[14] Thoms OJ, Shaw DT, Trowbridge WV. Glomus jugulare tumor: report of a case with surgical removal. J Neurosurg. 1960;17:500–4.

[15] Capps FC. Glomus jugulare tumours of the middle ear. J Laryngol Otol. 1952;66:302–14.

[16] De Castro F. Sur la structure et l'innervation de la glande intercarotidienne (glomus caroticum) de l'homme et des mammifères et sur un nouveau système d'innervation autonome du nerf glossopharyngien. Études anatomiques et physiologiques. Trab Lab Invest Biol Univ Madrid. 1926;24:365–432.

[17] Heymans C, Bouckaert-Gaud JJ. Les chemo-recepteurs du sinus carotidien. Ergeb Physiol Biol Chem Exp Pharmakol. 1939;41:28.

[18] Schmidt CF, Comroe Jr JH. Functions of the carotid and aortic bodies. Physiol Rev. 1940;20:115–57.

[19] Dripps RD, Comroe JH. The clinical signifi cances of the carotid and aortic bodies. Am J Med Sci. 1944;208:681–93.

[20] Christie RV. Function of the carotid gland (glomus caroticum): action of extracts of the carotid gland tumor in man. Endocrinology. 1933;17:421–32.

[21] Hoople GD. Personal experiences with glomus jugulare tumors. Ann Otol Rhinol Laryngol. 1964;73:778–90.

[22] Riemenschneider PA, Hoople GD, Brewer D, Jones D, Ecker A. Roentgenographic diagnosis of tumors of the glomus jugularis. Am J Roentgenol Radium Therapy Nucl Med. 1953;69:59–65.

[23] Gejrot T. Surgical treatment of glomus jugulare tumours with special reference to the diagnostic value of retrograde jugularography. Acta Otolaryngol. 1965;60:150–68.

[24] Mafee MF, Valvassori GE, Shugar MA, Yannias DA, Dobben GD. High resolution and dynamic sequential computed tomography. Use in the evaluation of glomus complex tumors. Arch Otolaryngol. 1983;109:691–6.

[25] Valvassori GE, Garcia Morales F, Palacios E, Dobben GE. MR of the normal and abnormal internal auditory canal. AJNR Am J Neuroradiol. 1988;9:115–9.

[26] House WF, Glasscock 3rd ME. Glomus tympanicum tumors. Arch Otolaryngol. 1968;87:550–4.

[27] McCabe BF, Fletcher M. Selection of therapy of glomus jugulare tumors. Arch Otolaryngol. 1969;89:156–9.

[28] Fisch U. Infratemporal fossa approach to tumours of the temporal bone and base of the skull. J Laryngol Otol. 1978;92:949–67.

[29] Jackson CG, Glasscock 3rd ME, Harris PF. Glomus tumors. Diagnosis, classification, and management of large lesions. Arch Otolaryngol. 1982;108:401–10.

[30] Ramina R, Maniglia JJ, Barrionuevo CE. Glomus jugulare tumors: classification and treatment. Presented at the International Symposium on cranial base surgery, Pittsburgh, USA, September 13–17, 1988.

[31] Albernaz JG, Bucy PC. Nonchromaffin paraganglioma of the jugular foramen. J Neurosurg. 1953;10:663–71.

[32] Alexander Jr E, Beamer P, Williams JO. Tumor of the glomus jugulare with extension into the middle ear; nonchromaffin paraganglioma or carotid-body-type tumor. J Neurosurg. 1951;8:515–23.

[33] Shapiro MJ, Neues DK. Technique for Removal of Glomus Jugulare Tumors. Arch Otolaryngol. 1964;79:219–24.

[34] House W. Discussion in McCabe BF, Rosenwasser H, House W, et al: Management of glomus tumors. Arch Otolaryngol. 1969;89:170–8.

[35] Farrior JB. Glomus tumors. Postauricular hypotympanotomy and hypotympanoplasty. Arch Otolaryngol. 1967;86:367–73.

[36] Shambaugh Jr GE. Surgical approach for so-called glomus jugulare tumors of the middle ear. Laryngoscope. 1955;65:185–98.

[37] Kempe LG, VanderArk GD, Smith DR. The neurosurgical treatment of glomus jugulare tumors. J Neurosurg. 1971;35:59–64.

[38] Hilding DA, Greenberg A. Surgery for large glomus jugulare tumor. The combined suboccipital, transtemporal approach. Arch Otolaryngol. 1971;93:227–31.

[39] Gla Glasscock 3rd ME, Harris PF, Newsome G. Glomus tumors: diagnosis and treatment. Laryngoscope. 1974;84:2006–32.

[40] Gardner G, Cocke Jr EW, Robertson JT, Trumbull ML, Palmer RE. Combined approach surgery for removal of glomus jugulare tumors. Laryngoscope. 1977;87:665–88.

[41] Al-Mefty O, Fox JL, Rifai A, Smith RR. A combined infratemporal and posterior fossa approach for the removal of giant glomus tumors and chondrosarcomas. Surg Neurol. 1987;28:423–31.

[42] Al-Mefty O, Teixeira A. Complex tumors of the glomus jugulare: criteria, treatment, and

outcome. J Neurosurg. 2002;97:1356–66.

[43] Bordi LT, Cheesman AD, Symon L. The surgical management of glomus jugulare tumoursdescription of a single-staged posterolateral combined otoneurosurgical approach. Br J Neurosurg. 1989;3:21–30.

[44] Patel SJ, Sekhar LN, Cass SP, Hirsch BE. Combined approaches for resection of extensive glomus jugulare tumors. A review of 12 cases. J Neurosurg. 1994;80:1026–38.

[45] Liu JK, Sameshima T, Gottfried ON, Couldwell WT, Fukushima T. The combined transmastoid retro- and infralabyrinthine transjugular transcondylar transtubercular high cervical approach for resection of glomus jugulare tumors. Neurosurgery. 2006;59:ONS115–25.

[46] Hilal SK, Michelsen JW. Therapeutic percutaneous embolization for extra-axial vascular lesions of the head, neck, and spine. J Neurosurg. 1975;43:275–87.

[47] Murphy TP, Brackmann DE. Effects of preoperative embolization on glomus jugulare tumors. Laryngoscope. 1989;99:1244–7.

[48] Ramina R, Maniglia J, Paschoal JR, Fernandes YB, Neto MC, Honorato DC. Reconstruction of the cranial base in surgery for jugular foramen tumors. Neurosurgery. 2005;56:337–43.

[49] Spector GJ, Maisel RH, Ogura JH. Glomus tumors in the middle ear. I. An analysis of 46 patients. Laryngoscope. 1973;83:1652–72.

[50] Brackmann DE, House WF, Terry R, Scanlan RL. Glomus jugulare tumors: effect of irradiation. Trans Am Acad Opthalmol Otolaryngol. 1972;76:1423–31.

[51] Hawthorne MR, Makek MS, Harris JP, Fisch U. The histopathological and clinical features of irradiated and nonirradiated temporal paragangliomas. Laryngoscope. 1988;98:325–31.

[52] Schwaber MK, Gussack GS, Kirkpatrick W. The role of radiation therapy in the management of catecholamine-secreting glomus tumors. Otolaryngol Head Neck Surg. 1988;98:150–4.

[53] Boyle JO, Shimm DS, Coulthard SW. Radiation therapy for paragangliomas of the temporal bone. Laryngoscope. 1990;100:896–901.

[54] Larner JM, Hahn SS, Spaulding CA, Constable WC. Glomus jugulare tumors. Long-term control by radiation therapy. Cancer. 1992;69:1813–7.

[55] Wang ML, Hussey DH, Doornbos JF, Vigliotti AP, Wen BC. Chemodectoma of the temporal bone: a comparison of surgical and radiotherapeutic results. Int J Radiat Oncol Biol Phys. 1988;14:643–8.

[56] Cece JA, Lawson W, Biller HF, Eden AR, Parisier SC. Complications in the management of large glomus jugulare tumors. Laryngoscope. 1987;97:152–7.

[57] Foote RL, Coffey RJ, Gorman DA, Earle JD, Schomberg PJ, Kline RW, Schild SE. Stereotactic radiosurgery for glomus jugulare tumors: a preliminary report. Int J Radiat Oncol Biol Phys. 1997;38:491–5.

[58] Eustacchio S, Leber K, Trummer M, Unger F, Pendl G. Gamma knife radiosurgery for glomus jugulare tumours. Acta Neurochir. 1999;141:811–8.

[59] Jordan JA, Roland PS, McManus C, Weiner RL, Giller CA. Stereotactic radiosurgery for glomus jugulare tumors. Laryngoscope. 2000;110(1):35–8.

[60] Sharma PD, Johnson AP, Whitton AC. Radiotherapy for jugulo-tympanic paragangliomas (glomus jugulare tumours). J Laryngol Otol. 1984;98:621–9.

第 3 章　流行病学、遗传学和侵袭途径
Epidemiology and Genetics and Pattern of Spread

一、流行病学和遗传学

副神经节瘤多为嗜铬细胞瘤，根据世界卫生组织分类标准，嗜铬细胞瘤属于神经内分泌肿瘤。90% 嗜铬细胞瘤邻近肾上腺，只有 0.3% 副神经节瘤位于头颈部，也可在身体其他部位如主动脉弓、喉部、鼻腔和眼眶等处出现。60% 头颈部副神经节瘤为颈动脉体瘤，是中耳最常见肿瘤，也是第 2 位常见颞骨肿瘤[1]。颈静脉 - 鼓室副神经节瘤是最常见的颈静脉孔区肿瘤，每年发病率约为 1/1 300 000，起源于迷走神经耳支（Arnold 神经）或舌咽神经鼓室支（Jacobson 神经）。迷走神经副神经节瘤罕见，局限于中耳者称为鼓室球瘤，常见于中年人，男女比例为 1 : 4。少数肿瘤释放大量儿茶酚胺（多巴胺、去甲肾上腺素和 5- 羟色胺），类似嗜铬细胞瘤[2-5]。这些肿瘤在术前和术后需要特殊处理，常用 α 受体抑制药避免术中血流动力学休克。

大约 80% 家族遗传者表现为多中心起源，通过常染色体显性基因遗传[6]。近年研究分离出一组缺陷基因如 PGL1、PGL2 和 PGL3（也称为 SDH 基因），起源于 11q23 位点家族基因突变，以常染色体显性基

因模式遗传。业已证实的遗传易感综合征有男性 II A 和 B 型、希佩尔 - 林道综合征（von Hippel–Lindau，VHL）和神经纤维瘤病 1 型等[7, 8]。已经发现 4 种不同副神经节瘤综合征（PGL 1-4）：PGL 1 与琥珀酸脱氢酶（SDH）亚单位 D（SDHD）基因突变相关；PGL 2 的易感基因未知；PGL 3 与 SDHC 基因突变相关；PGL 4 为 SDHB 基因突变[9]。恶性副神经节瘤可检测到 SDHC 和 SDHD 基因突变，更常见于 SDHB 基因突变携带者[10, 11]。遗传综合征患者更易发展成副神经节瘤，年轻副神经节瘤患者应进行遗传咨询和基因诊断检测。

副神经节瘤多为良性、生长缓慢、症状轻微。恶性肿瘤罕见，多常见于颈动脉体瘤。大约 10% 头颈部副神经节瘤、嗜铬细胞瘤是恶性肿瘤[12]，多为局部浸润，但也可转移至颈淋巴结、纵隔、肺和骨骼。

颈静脉孔神经鞘瘤占颅内神经鞘瘤的 2.9%～4%[13]，占颈静脉孔区肿瘤 10%～30%[14, 15]。多见于 30—60 岁，女性略多见，无侧别优势[16, 17]，生长缓慢，难以确定肿瘤起源神经，常见于迷走神经和舌咽神经。Bakar 综述分析 1984—2007 年发表的 19 篇文献所报道的 199 例患者资料[18]中 87 例确定了肿瘤起源神经：其中 47 例为舌咽神经，26 例为迷走神经，11 例为副神经，也可能起源于舌下神经和颈部交感神经链。颈静脉孔神经鞘瘤可以表现为单纯颅内、颅内外沟通（沙漏状）或单纯颅外占位。多为良性，可呈囊性、实性或囊实性。这些肿瘤血供不丰富，生长缓慢，发病时往往症状轻微。与其他神经鞘瘤类似，颈静脉孔神经鞘瘤也可能与神经纤维瘤病和神经鞘瘤病等遗传综合征有关。众所周知，NF2 是一种以双侧前庭神经鞘瘤为特征的常染色体显性遗传病，根据临床表现和严重程度分为 3 种类型：Wishart 型发生于儿童或青少年晚期，表现为双侧前庭神经鞘瘤伴发脊柱肿瘤；

Gardner 型症状较轻，表现为双侧前庭神经鞘瘤和脑膜瘤；发生合子后突变、只有一部分细胞携带这种突变时表现为 NF2 嵌合体。50% NF2 患者无家族史。

前庭神经鞘瘤可能的分子生物学致病机制：22 号染色体丢失（总丢失率有所变化）、基因调控异常、免疫原性因素、NF2 基因突变、NF2 基因分裂重组、DNA 甲基化和生长因子等[19-25]。神经鞘瘤病特点：多发性神经鞘瘤，但无前庭神经鞘瘤。22 号染色体上的抑癌基因 INI1/SMARCB1 是神经鞘瘤病易感基因，神经鞘瘤病患者可发现 SMARCB1 基因突变[26]。

原发性颈静脉孔脑膜瘤极为罕见[27]，这些肿瘤的高发与神经纤维瘤病有关。2008 年 Bakar 综合分析了 1992—2007 年文献报道的 96 例原发性颈静脉孔脑膜瘤资料[18]：平均年龄 39.4 岁，男女之比为 0.4∶1。多为良性，但作者报道的病例中恶性或侵袭性肿瘤发病率很高[27]。脑膜瘤发生和转化的遗传基础还不完全清楚。Pham MH 等最新文献报道大约一半脑膜瘤发生过程中，22q12 染色体上抑癌基因 NF2 的突变是一个关键启动事件[28]。脑膜瘤发生和发展相关的其他基因和通路：抑癌基因 TIMP1 和 TIMP3（与侵袭行为相关）、NDRG2（复发性脑膜瘤）水平低，9p 染色体及其 CDKN2A、CDKN2B 和抑癌基因 p14ARF（快速生长和进展）、c-sis、c-myc、c-fos、Ha-ras、c-mos、TP73，bcl-2 和 STAT3（脑膜瘤中高发）丢失[28]。

脊索瘤是一种罕见的恶性中线肿瘤，起源于残存的脊索遗迹，发病率为 0.08/100 000，大约 1/3 脊索瘤向偏心位置扩展[29]。男女比例为 2∶1，平均年龄为 46 岁[30]。从颅底至尾椎任何位置均可发生肿瘤，占中枢神经系统肿瘤的 0.2%。脊索瘤生长缓慢，局部侵袭，大约 80%

位于颅后窝。起源于颈静脉孔者罕见，但有文献报道颈静脉孔脊索瘤向颅外扩展侵及颈内动脉和颈部[31, 32]。常见于 40—50 岁，但儿童患者常累及颅底，脊索瘤占原发性恶性骨肿瘤的 1%～8%[33]。脊索瘤表达转录因子 T，T 基因变化与脊索瘤相关。T 基因参与 brachyury 蛋白制造过程，这种蛋白在胚胎发育过程中发挥作用，与脊索（脊柱前体）发育有关，脊索残余可能遗留在颅底或脊柱导致发生脊索瘤。

伦敦大学学院、皇家国家整形医院和 Sanger 研究所的科学家报道，95% 以上的白种人脊索瘤患者在 T 基因特定位点出现 DNA 序列变异，T 基因变异者患脊索瘤的可能性 5 倍于普通人[34]。家族性脊索瘤极为罕见，脊索瘤不同染色体位点已被鉴定，包括 7q33 和等臂染色体 1q[35]。

软骨肉瘤是产生软骨基质的罕见恶性肿瘤，估计每年发病率为 1/200 000[36]。原发性颅内软骨肉瘤占颅内肿瘤的 0.16%，占颅底病变的 6%[37]，可在任何年龄发病，平均年龄 37 岁[38]。颈静脉孔区罕见[39]。一些作者报道软骨肉瘤起源于软骨结合处未分化细胞变异[40]，但难以确定何时发生在此处。30% 侵及硬脑膜[37]，10% 发生远处转移[41]。

现有的软骨肉瘤亚型包括常规型（Ⅰ～Ⅲ级）、黏液样型、透明细胞型、去分化型和间充质型[42]。62% 颅底软骨肉瘤为常规型，Ⅰ级、Ⅱ级和Ⅲ级总生存率分别为 90%、81% 和 43%[37, 38]。间充质型软骨肉瘤起源于原始多潜能间充质细胞，年轻时（30 岁以下）发病，女性更常见，占颅底软骨肉瘤的 30%[41, 43]，侵犯硬脑膜和脑、复发和全身转移并不少见[37]。

脊索瘤和软骨肉瘤的鉴别诊断有时非常困难：临床症状、影像检查甚至组织病理检查都可能重叠，但由于两者治疗策略和预后均有不同，故区分两种肿瘤十分重要。Kanamori 等最新研究利用比较基因组杂交法分析 7 个 SBCS 标本的染色体拷贝数变异（copy number alterations，CNA）并检测 IDH1、IDH2 突变和 brachyury 表达[44]，通过检测 7 例 CNA 发现了 6 例染色体扩增，分别为 8q21.1、19、2q22-q32、5qcen-q14、8q21-q22 和 15qcen-q14；7 例中有 5 例发现 IDH1 基因突变；未发现 IDH2 突变；brachyury 免疫组化染色均为阴性。他们认为这些分子生物学表现是一致的，可以区分软骨肉瘤与颅底脊索瘤。

　　内淋巴囊肿瘤（endolymphatic sac tumor，ELST）是一种罕见的、组织学属于良性但具有局部侵袭破坏的高侵袭性神经外胚层肿瘤[45]，起源于颞骨岩部后内侧的内淋巴囊。ELST 的偶发出现或与 VHL 疾病相关。Diaz RC 等复习文献发现患者发病年龄在 17—75 岁，男女比例为 1 ： 2，24% 与 VHL 综合征相关[45, 46]。在组织学上观察到立方细胞增殖形成乳头状管状结构，偶见充满胶体囊肿。通常 ELST 细胞角蛋白、弹性蛋白和上皮膜抗原染色阳性[47]。鉴别诊断包括副神经节瘤、转移癌和其他颞骨原发肿瘤。

二、侵袭途径

　　了解颈静脉孔副神经节瘤侵袭途径有助于外科医师制定手术方案、预判手术难度：肿瘤倾向于沿颈静脉球相关静脉窦（颈内静脉和乙状窦）扩散[48]；肿瘤可从颈静脉球部侵至下鼓室、中鼓室、前鼓室和硬膜内[49, 50]（图 3-1）；从前鼓室累及咽鼓管和颈内动脉管，再延伸至颅中窝和鼻咽部（图3-2）；从中鼓室侵入鼓窦、上鼓室、面神经管、乳突或突破鼓膜累及外耳道等；向内可侵及耳蜗和内耳道；肿瘤可直接侵蚀硬脑膜或通过颈静脉孔神经部沿后组脑神经扩散至颅后窝（图3-3）。

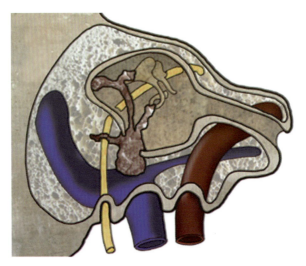

▲ 图 3-1　颈静脉孔副神经节瘤通过下鼓室侵犯面神经和中耳侵袭途径

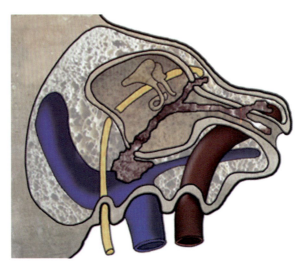

▲ 图 3-2　颈静脉孔副神经节瘤侵犯中耳、咽鼓管和颈内动脉管

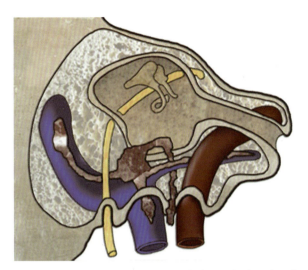

▲ 图 3-3 颈静脉孔副神经节瘤扩散至颈静脉球、乙状窦、岩下窦和上颈部

参考文献

[1] Moffat DA, Hardy DG. Surgical management of large glomus jugulare tumours: infra- and trans-temporal approach. J Laryngol Otol. 1989;103:1167–80.

[2] Brown JS. Glomus jugulare tumors revisited: a ten-year statistical follow-up of 231 cases. Laryngoscope. 1985;95:284–8.

[3] Jackson CG, Harris PF, Glasscock 3rd ME, Fritsch M, Dimitrov E, Johnson GD, Poe DS. Diagnosis and management of paragangliomas of the skull base. Am J Surg. 1990;159:389–93.

[4] Netterville JL, Jackson CG, Miller FR, Wanamaker JR, Glasscock ME. Vagal paraganglioma: a review of 46 patients treated during a 20-year period. Arch Otolaryngol Head Neck Surg. 1998;124:1133–40.

[5] Schwaber MK, Glasscock ME, Nissen AJ, Jackson CG, Smith PG. Diagnosis and management of catecholamine secreting glomus tumors. Laryngoscope. 1984;94:1008–15.

[6] Baysal BE. On the association of succinate dehydrogenase mutations with hereditary paraganglioma. Trends Endocrinol Metab. 2003;14:453–9.

[7] Eng C, Clayton D, Schuffenecker I, Lenoir G, Cote G, Gagel RF, van Amstel HK, Lips CJ, Nishisho I, Takai SI, Marsh DJ, Robinson BG, Frank-Raue K, Raue F, Xue F, Noll WW, Romei C, Pacini F, Fink M, Niederle B, Zedenius J, Nordenskjöld M, Komminoth P, Hendy GN, Mulligan LM, et al. The relationship between specifi c RET proto-oncogene mutations and disease phenotype in multiple endocrine neoplasia type 2. International RET mutation consortium analysis. JAMA. 1996;276:1575–9.

[8] Neumann HP, Berger DP, Sigmund G, Blum U, Schmidt D, Parmer RJ, Volk B, Kirste G. Pheochromocytomas, multiple endocrine neoplasia type 2, and von Hippel-Lindau disease. N Engl J Med. 1993;329:1531–8.

[9] Boedeker CC, Neumann HPH, Offergeld C, Maier W, Falcioni M, Berlis A, Schipper J. Clinical

features of paraganglioma syndromes. Skull Base. 2009;19:17–25.

[10] Boedeker CC, Neumann HP, Maier W, Bausch B, Schipper J, Ridder GJ. Malignant head and neck paragangliomas in SDHB mutation carriers. Otolaryngol Head Neck Surg. 2007;137:126–9.

[11] Timmers HJ, Pacak K, Bertherat J, Lenders JW, Duet M, Eisenhofer G, Stratakis CA, Niccoli-Sire P, Tran BH, Burnichon N, Gimenez-Roqueplo AP. Mutations associated with succinate dehydrogenase D-related malignant paragangliomas. Clin Endocrinol. 2008;68:561–6.

[12] Lee JH, Barich F, Karnell LH, Robinson RA, Zhen WK, Gantz BJ, Hoffman HT, American College of Surgeons Commission on Cancer, American Cancer Society. National Cancer Data Base report on malignant paragangliomas of the head and neck. Cancer. 2002;94:730–7.

[13] Sanna M, Bacciu A, Falcioni M, Taibah A. Surgical management of jugular foramen schwannomas with hearing and facial nerve function preservation: a series of 23 cases and review of the literature. Laryngoscope. 2006;116:2191–204.

[14] Ramina R, Maniglia JJ, Fernandes YB, Paschoal JR, Pfeilsticker LN, Neto MC. Tumors of the jugular foramen: diagnosis and management. Neurosurgery. 2005;57:59–68.

[15] Tekkök IH, Ozcan OE, Turan E, Onol B. Jugular foramen meningioma. Report of a case and review of the literature. J Neurosurg Sci. 1997;41:283–92.

[16] Samii M, Babu RP, Tatagiba M, Sepehrnia A. Surgical treatment of jugular foramen schwannomas. J Neurosurg. 1995;82:924–32.

[17] Yoo H, Jung HW, Yang HJ. Jugular foramen schwannomas: surgical approaches and outcome of treatment. Skull Base Surg. 1999;9:243–52.

[18] Bakar B. The jugular foramen schwannomas: review of the large surgical series. J Korean Neurosurg Soc. 2008;44:285–94.

[19] Archibald DJ, Neff BA, Voss SG, Splinter PL, Driscoll CL, Link MJ, Dong H, Kwon ED. B7-H1 expression in vestibular schwannomas. Otol Neurotol. 2010;31:991–7.

[20] Cayé-Thomasen P, Borup R, Stangerup SE, Thomsen J, Nielsen FC. Deregulated genes in sporadic vestibular schwannomas. Otol Neurotol. 2010;31:256–66.

[21] Fong B, Barkhoudarian G, Pezeshkian P, Parsa AT, Gopen Q, Yang I. The molecular biology and novel treatments of vestibular schwannomas. J Neurosurg. 2011;115:906–14.

[22] Hadfi eld KD, Smith MJ, Urquhart JE, Wallace AJ, Bowers NL, King AT, Rutherford SA, Trump D, Newman WG, Evans DG. Rates of loss of heterozygosity and mitotic recombination in NF2 schwannomas, sporadic vestibular schwannomas and schwannomatosis schwannomas. Oncogene. 2010;29:6216–21.

[23] Lassaletta L, Bello MJ, Del Río L, Alfonso C, Roda JM, Rey JA, Gavilan J. DNA methylation of multiple genes in vestibular schwannoma: relationship with clinical and radiological findings. Otol Neurotol. 2006;27:1180–5.

[24] Neff BA, Welling DB, Akhmametyeva E, Chang LS. The molecular biology of vestibular schwannomas: dissecting the pathogenic process at the molecular level. Otol Neurotol. 2006;27:197–208.

[25] Stenman G, Kindblom LG, Johansson M, Angervall L. Clonal chromosome abnormalities and in vitro growth characteristics of classical and cellular schwannomas. Cancer Genet Cytogenet. 1991;57:121–31.

[26] Rousseau G, Noguchi T, Bourdon V, Sobol H, Olschwang S. SMARCB1/INI1 germline mutations contribute to 10% of sporadic schwannomatosis. BMC Neurol. 2011;11:9.

[27] Ramina R, Neto MC, Fernandes YB, Aguiar PH, de Meneses MS, Torres LF. Meningiomas of the jugular foramen. Neurosurg Rev. 2006;29:55–60.

[28] Pham MH, Zada G, Mosich GM, Chen TC, Gianotta SL, Wang K, Mack WJ. Molecular genetics of meningiomas: a systematic review of the current literature and potential basis for future treatment paradigms. Neurosurg Focus. 2011;30:E7.

[29] Chernov M, DeMonte F. Skull base tumors. In: Levin VA, editor. Cancer in the nervous system. 2nd ed. New York: Oxford University Press; 2002. p. 300–19.

[30] Forsyth PA, Cascino TL, Shaw EG, Scheithauer BW, O'Fallon JR, Dozier JC, Piepgras DG. Intracranial chordomas: a clinicopathological and prognostic study of 51 cases. J Neurosurg. 1993;78:741–7.

[31] Dwivedi RC, Ojha BK, Mishra A, Youssefi P, Thway K, Hassan MS, Agrawal N, Kazi R. A rare case of jugular foramen chordoma with an unusual extension. Arch Otolaryngol Head Neck Surg. 2011;137:513–6.

[32] Itoh T, Harada M, Ishikawa T, Shimoyamada K, Katayama N, Tsukune Y. A case of jugular foramen chordoma with extension to the neck: CT and MR fi ndings. Radiat Med. 2000;18:63–5.

[33] Rosenberg AE. Pathology of chordoma and chondrosarcoma of the axial skeleton. In: Harsh GD, Janecka IP, Mankin HJ, Ojemann RG, Suit H, editors. Chondromas and chondrosarcomas of the skull base and spine. New York: Thieme Medical Publishers; 2003. p. 8–15. ISBN 9783131247711.

[34] Pillay N, Plagnol V, Tarpey PS, Lobo SB, Presneau N, Szuhai K, Halai D, Berisha F, Cannon SR, Mead S, Kasperaviciute D, Palmen J, Talmud PJ, Kindblom LG, Amary MF, Tirabosco R, Flanagan AM. A common single-nucleotide variant in T is strongly associated with chrordoma. Nat Genet. 2012;44:1185–7.

[35] Bhadra AK, Casey AT. Familial Chordoma. A report of two cases. J Bone Joint Surg. 2006;88:634–6.

[36] Fletcher CDM, Unni KK, Mertens F, editors. World Health Organization classifi cation of tumors: pathology and genetics of tumors of soft tissue and bone. Lyon: IARC Press; 2002.

[37] Korten AG, ter Berg HJ, Spincemaille GH, van der Laan RT, Van de Wel AM. Intracranial chondrosarcoma: review of the literature and report of 15 cases. J Neurol Neurosurg Psychiatry. 1998;65:88–92.

[38] Evans HL, Ayala AG, Romsdahl MM. Prognostic factors in chondrosarcoma of bone: a clinicopathologic analysis with emphasis on histologic grading. Cancer. 1977;40:818–31.

[39] Sanna M, Bacciu M, Pasanisi E, Piazza P, Fois P, Falcioni M. Chondrosarcomas of the jugular foramen. Laryngoscope. 2008;118:1719–28.

[40] Rapidis AD, Archondakis G, Anteriotis D, Skouteris CA. Chondrosarcomas of the skull base: review of the literature and report of two cases. J Craniomaxillofac Surg. 1997;25:322–7.

[41] Hassounah M, Al-Mefty O, Akhtar M, Jinkins JR, Fox JL. Primary cranial and intracranial chondrosarcoma: a survey. Acta Neurochir. 1985;78:123–32.

[42] Barnes L, Kapadia SB. The biology and pathology of selected skull base tumors. J Neurooncol. 1994;20:213–40.

[43] Stapleton SR, Wilkins PR, Archer DJ, Uttley D. Chondrosarcoma of the skull base: a series of eight cases. Neurosurgery. 1993;32:348–56.

[44] Kanamori H, Kitamura Y, Kimura T, Yoshida K, Sasaki H. Genetic characterization of skull base chondrosarcomas. J Neurosurg. 2015;123:1036–41.

[45] Diaz RC, Amjad EH, Sargent EW, Larouere MJ, Shaia WT. Tumors and pseudotumors of the endolymphatic sac. Skull Base. 2007;17:379–93.

[46] Hansen MR, Luxford WM. Surgical outcomes in patients with endolymphatic sac tumors. Laryngoscope. 2004;114:1470–4.

[47] Kempermann G, Neumann HP, Volk B. Endolymphatic sac tumours. Histopathology. 1998;33:2–10.

[48] Minor LB. Controversies in the management of glomus tumors of the temporal bone. Oper Tech Otolaryngol Head Neck Surg. 1994;5:189–202.

[49] Jackson CG, Cueva RA, Thedinger BA, Glasscock 3rd ME. Conservation surgery for glomus jugulare tumors: the value of early diagnosis. Laryngoscope. 1990;100:1031–6.

[50] Spector GJ, Druck NS, Gapo M. Neurologic manifestations of glomus tumors in the head and neck. Arch Neurol. 1976;33:270–4.

第 4 章　自然病程、临床表现和分型体系
Natural History, Clinical Symptoms, and Classifications

一、自然病程

颈静脉孔区肿瘤的自然病程取决于其组织学特性。副神经节瘤多生长缓慢。Jansen 等平均随访 4.2 年 [1]，60% 头颈部副神经节瘤平均增长＞20%，60% 中位增长率为每年增长 1.0mm，肿瘤倍增时间平均为 4.2 年，绝大多数肿瘤影像学进展每年平均不足 1mm[2]。上述发现支持无症状患者首选治疗方案为"等待和扫描"策略，但一些研究发现长期随访显示肿瘤增大呈上升趋势 [2, 3]。

副神经节瘤多为良性、生长缓慢，如果患者出现进行性神经功能下降，确认手术指征并非难事。未经治疗者尤其是年轻人通过长期随访可能发现因肿瘤不断增大导致脑神经麻痹，这些病例所接受的"等待和扫描"策略可能导致肿瘤侵犯后组脑神经、增加手术切除难度甚至无法手术，在引起脑神经麻痹之前切除无症状、小副神经节瘤可能是一种明智的选择。一些副神经节瘤生物学行为表现出更具侵袭性，不排除恶性肿瘤可能，恶性颈静脉孔副神经节瘤可转移至颈淋巴结、肺、肝、脾和骨等处。做出任何临床治疗决定均应考虑患者年龄、身体状

况、自然病程和神经功能状况等。大约 10% 副神经节瘤可能是遗传性常染色体显性肿瘤易感综合征的一部分，受累个体在自主神经系统其他部位发生肿瘤的风险显著增加（30%～50%）[4]，对于那些通过遗传咨询和筛查家族携带者发现的无症状副神经节瘤患者可以采取密切观察策略 [5]。肿瘤分泌儿茶酚胺引起高血压危象者罕见，这些病例的任何操作如麻醉、栓塞和手术等均需谨慎。颈静脉孔副神经节瘤治疗方式包括手术切除、放射治疗和放射外科，后两者脑神经保护效果与随访观察类似，但优于肿瘤全切除术 [1, 2]。

散发性神经鞘瘤多为良性、生长缓慢、外有包膜。未发现研究颈静脉孔神经鞘瘤自然病程文献。这些肿瘤起源于不同脑神经（舌下神经、副神经、迷走神经、舌咽神经和交感神经链），可产生不同临床症状。几项评价前庭神经鞘瘤自然病程和生长速度的研究结果各异，前庭神经鞘瘤的肿瘤生长、生物学行为等自然病程可作为颈静脉孔神经鞘瘤的参考标准。观察期间 40%～60% 前庭神经鞘瘤未增大 [6-10]，75%～80% 增大者平均速度为每年 0.9～2mm[9]，老年人肿瘤生长速度较慢，4%～12% 可能出现自然缩小 [11]。恶性神经鞘瘤非常罕见、预后不良 [12, 13]，肿瘤分级越高越容易发生远处转移。1981 年 Sordillo 等系列报道了 165 例不同部位恶性神经鞘瘤 [14]，其中 40% 为神经纤维瘤病 1 型，58% 局部复发，52% 发生肺、肝、骨等远处转移。

多项关注偶发性脑膜瘤自然病程的研究显示，大多数患者随访期间肿瘤略有生长，但无明显症状。除了考虑肿瘤自然病程外，确认肿瘤生长危险因素对制订治疗方案十分重要。Oya 等分析 244 例采取保守治疗的脑膜瘤患者 [15]，以肿瘤线性增长（最大直径增加＞2mm）和体积增大＞8.2% 为显著增大标准。平均随访 3.8 年，44.0% 线性增长，肿瘤生长相关因素：小于 60 岁、无钙化、MRI T_2 高强度信号和水肿；74.0% 体积增长，相关因素包括男性、肿瘤初始直径 >25mm、MRI T_2 高强度信号、有症状和水肿。颅底脑膜瘤自然病程并不清楚，少有研究涉及此事[16]。Van Havenbergh 等评估 21 例接受保守治疗的岩斜脑膜瘤患者[17]，平均随访 82 个月，76% 影像显示肿瘤生长，63% 功能下降。虽然颈静脉孔脑膜瘤自然病程尚不清楚，但借鉴岩斜脑膜瘤可以推断颈静脉孔脑膜瘤生物学行为。2006 年我们报道了 10 例原发性颈静脉孔脑膜瘤：恶性或侵袭性肿瘤发生率高（6 例）[18]，4 例脑膜上皮脑膜瘤，3 例乳头状脑膜瘤，2 例间变型脑膜瘤，1 例微囊型脑膜瘤。

颅底脊索瘤自然病程中：未经治疗者平均生存期 18 个月[19, 20]。即使积极治疗，这些胚胎发育异常肿瘤仍有复发趋势，5 年存活率为 50%～80%，10 年存活率为 35%～70%[21-26]。肿瘤生物学行为和临床表现变化可能影响复发率。Boari 等最近报道患者年龄、鼻咽部侵犯、肿瘤切除程度、术后放疗等均影响预后[21]。1p36 染色体区杂合性缺失并非独立的临床预后因素。遗传学和分子生物学研究可确定靶向治疗的分子标记、改善预后。Yakkioui 等通过研究脊索瘤细胞周期蛋白依赖性激酶 4（cyclin-dependent kinase 4，CDK4）的表达及其与预后和其他细胞周期标志物的关系发现[27]，CDK4（$P = 0.02$）和 p53（$P < 0.01$）的表达均与总体生存率呈显著负相关，Ki-67 增殖指数升高或 9p21 缺失可能与更高侵袭性、更短生存期相关[28]。

软骨肉瘤生长缓慢，起源于软骨残留，尽管其症状体征与脊索瘤相似，但预后稍好。通常分为常规 I～III 型、间充质型和去分化型，再根据细胞结构、核多形性和有丝分裂活性分为不同级别[29]。间充质型软骨肉瘤常见于年轻人（10—30 岁），去分化型软骨肉瘤侵袭性更强、预后更差。可以根据肿瘤标记物如角蛋白、弹性蛋白和 S100 等区分软骨肉瘤和脊索瘤。脊索瘤缺乏免疫反应性弹性蛋白，软骨肉瘤不表达角蛋白，两种肿瘤均表达 S-100 蛋白 [30]。有人报道 50 名颅底软骨肉瘤患者中有 10% 发生转移 [31]。颅底软骨肉瘤可能与 Maffucci 和 Ollier 综合征有关 [32]。Rosenberg 等对 200 例常规型颅底软骨肉瘤进行临床病理分析 [33]：1 级占 50.5%，1、2 级占 28.5%，单纯 2 级占 21%；免疫组化研究发现 97 例中 96 例（98.9%）肿瘤 S-100 蛋白染色阳性，97 例中 0 例（0%）角蛋白染色阳性；所有患者术后均接受高剂量分级精密适形放射治疗，剂量范围为 64.2~79.6CGE（Cobalt-Gray-equivalents，钴-格雷当量），5 年、10 年局部控制率分别为 99% 和 98%，5 年、10 年疾病特异性生存率均为 99%。

二、临床表现

临床表现取决于肿瘤位置及侵犯范围。副神经节瘤患者最常见临床症状是搏动性耳鸣（80%），可能有不同病因，血管因素包括颈内动脉粥样硬化、动静脉畸形、硬脑膜动静脉瘘、动脉瘤、颈内动脉迂曲、各种静脉畸形如先天性颈静脉球高位、颈静脉球裂隙、颈静脉球憩室和异常静脉（髁导血管和乳突导血管）等；非血管因素包括感音神经性耳聋、前半规管裂和阵挛性肌肉收缩（腭帆张肌、腭帆提肌和咽上缩肌）。压迫患者同侧颈动脉可减轻搏动性耳鸣（Aquino 征），乳突区听诊可闻杂音，耳镜检查可以确认鼓膜深面淡红色肿瘤（图 4-1）。其他常见症状包括传导性聋（75%）、声音嘶哑（35%）、后组脑神经（常见顺序为第 X、IX、XII、XI 对脑神经）麻痹（30%）、中耳包块（25%）、吞咽困难（15%）、面神经麻痹（5%）（图 4-2）、颈部肿块（5%）（图 4-3）和舌萎缩（5%）。

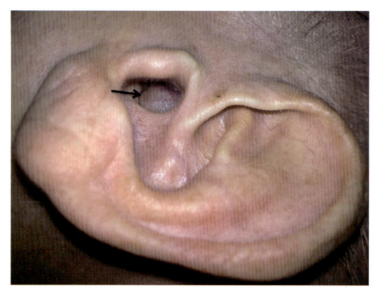

▲ 图 4-1 耳镜检查可见外耳道内淡红色肿块（副神经节瘤）（箭）

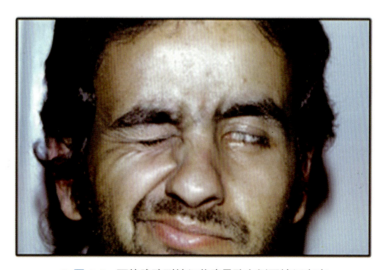

▲ 图 4-2 颈静脉孔副神经节瘤导致左侧面神经麻痹

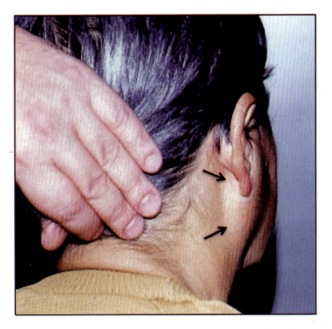

▲ 图 4-3 腮腺肿块（巨大颈静脉孔副神经节瘤）（箭）

　　我们发现 2 例患者出现脑积水和小脑症状。肿瘤分泌儿茶酚胺罕见，可能出现类似嗜铬细胞瘤症状：围术期血流动力学不稳定、面部潮红、心悸和多汗。这些病例术前应评估血清儿茶酚胺、尿香草扁桃酸和 3- 甲基肾上腺素。

　　颈静脉孔神经鞘瘤的临床表现主要与肿瘤部位有关。以颅内肿瘤为主者表现为听力下降、耳鸣，如果肿瘤较大可出现小脑功能障碍和脑积水，面神经麻痹少见，大宗病例中面瘫发生率 20%[34]；以颅外、颈静脉孔肿瘤为主者表现为缓慢、进行性后组脑神经功能下降：言语障碍、舌萎缩（舌下神经神经鞘瘤）、声音嘶哑、颈部触及肿块、听力下降和耳鸣（如果肿瘤侵至中耳）、脑积水和小脑症状（如果肿瘤很大）。颈静脉孔神经鞘瘤最常见症状为耳聋（60%～75%）[35]。

　　我们发现颈静脉孔脑膜瘤患者临床症状发展比副神经节瘤更快[18]：

13 例患者中有 10 例因后组脑神经麻痹引起吞咽困难，其他主诉包括听力下降、耳鸣和头痛。2010 年 Bakar 回顾分析了 96 例颈静脉孔脑膜瘤[36]：常见症状包括听力减退 45 例（52%）、中耳肿块 20 例（23.2%）、言语障碍 20 例（23.2%）、耳鸣 15 例（17.4%）、头晕 15 例（17.4%）、声音嘶哑 12 例（13.9%）、颈部肿块 10 例（11.6%）、共济失调 10 例（11.6%）、后组脑神经麻痹 5 例（5.8%）、耸肩无力 5 例（5.8%）、头痛 5 例（5.8%）、舌萎缩 4 例（4.6%）、面神经麻痹 3 例（3.5%）、耳痛 2 例（2.3%）、脑积水 1 例（1.1%）和偏瘫 1 例（1.1%）。后组脑神经麻痹发生率不高，与我们的报道相反，可能是因为一些研究包括了其他区域来源脑膜瘤扩展至颈静脉孔的病例。

脊索瘤和软骨肉瘤突出表现为头痛和复视，临床表现主要与其累及颈静脉孔位置有关。常见症状包括第 VI 对脑神经麻痹所致复视（50%）[37]、三叉神经麻木、后组脑神经功能障碍（包括吞咽困难、声音嘶哑、误吸、舌麻痹、肩下垂和声音弱、头痛、听力下降和耳鸣等）。从出现症状到确诊的平均时间为 15 个月[38]。软骨肉瘤比脊索瘤更易发生多发性脑神经损伤[37]。

内淋巴囊肿瘤可以破坏局部结构，最常见临床症状是耳聋伴耳鸣，最常见受累神经是面神经。巨大肿瘤可致多发性脑神经病变（迷走神经、舌咽神经和三叉神经），甚至致命[39, 40]。

三、分型体系

Glasscock-Jackson 分型[41] 和 Fisch 分型[42] 是最常用的血管球瘤分

型体系：Glasscock-Jackson 分型可区分鼓室球和颈静脉球（表 4-1）；Fisch 分型基于肿瘤扩展累及周围解剖结构将肿瘤分为 4 级，与并发症有关（表 4-2）；De la Cruz 分型系统是基于手术入路而进行的[43]（表 4-3）。

1988 年我们根据病变定位和侵袭方式提出了一种新的分型方法（表 4-4）[44, 45]，这种分型简单易记、且能预测手术难度。

表 4-1　Glasscock–Jackson 分型

分　型	特　征
鼓室球瘤	
I	局限于鼓岬
II	完全充满中耳
III	充满中耳、扩展至乳突
IV	外至外耳道，前至颈内动脉
颈静脉球瘤	
I	累及颈静脉球、中耳和乳突
II	扩展至内耳道下方
II	可能侵及颅内
III	扩展至岩尖
III	可能侵及颅内
IV	扩展至斜坡、颞下窝
IV	可能侵及颅内

表 4–2 Fisch 分型

分　型	特　征
A	局限于中耳腔（鼓室球瘤）
B	局限于鼓室乳突区，未侵及迷路下气房
C	肿瘤累及颞骨迷路下气房并扩展至岩尖
C_1	肿瘤累及颈动脉管垂直段
C_2	肿瘤侵犯颈动脉管弯曲段
C_3	肿瘤侵犯颈动脉管水平段
D_1	颅内扩展<2cm
D_2	颅内扩展<2cm

表 4–3 De la Cruz 分型

分　型	手术入路
鼓室型	经外耳道入路
鼓室乳突型	乳突 / 扩大面隐窝入路
颈静脉球型	乳突 / 颈部（可能局限面神经移位）
颈内动脉型	颞下窝入路 ± 颞骨次全切除术
颅内型	颞下窝入路 / 颅内入路
颅颈型	经髁入路
迷走神经型	颈部入路

表 4-4 Curitiba 分型（1988）

分 型	定 位	特 征
E	耳部	局限于耳部，主要由耳鼻咽喉科医生治疗
EN	耳部和颈部	扩展至颈部，侵犯颈静脉球和颈内静脉，由耳鼻咽喉科医师和神经外科医师联合治疗
ENI	耳、颈和颅内	由耳鼻咽喉科医师和神经外科医师联合治疗
M	混合	亚型 C：上述 3 型混合；孤立亚型 N（颈部）或 I（颅内）

　　根据颈静脉神经鞘瘤生长模式也有几种解剖学分型，Pellet 等[46]改良了 Kaye 分型[35]，提出自己的分型系统（表 4-5）。

　　Mazzoni 等结合考虑颈部肿瘤大小改良了这种扩展分型[34]（表 4-6）。

　　最近 Samii 等[47]修改了他以前提出的用于区分不同骨内扩展的肿瘤分型[48]（表 4-7）。

表 4-5 Kaye 改良分型（Pellet 等提出）

分 型	定 义
A	主要位于颅内，累及颈静脉孔轻微
B	主要位于骨内，伴有或没有颅内病变
C	主要位于颅外，累及颈静脉孔或颅后窝轻微
D	鞍形或哑铃形，颅内外均有占位

表 4-6　Mazzoni 分型

分　型	定　义
A	颈部肿瘤<2cm
A+	颈部肿瘤>2cm
C	颈静脉孔肿瘤，不累及颈内动脉岩骨段
C+	颈静脉孔肿瘤，累及颈内动脉岩骨段
D	硬膜内肿瘤<2cm
D+	硬膜内肿瘤>2cm

根据 A、C、D 确定每一例肿瘤具体分型

表 4-7　Samii 改良分型

分　型	定　义	手术入路
A	肿瘤源于神经脑池段，无明显侵及颈静脉孔	乙状窦后入路（RS）
B		
B_1	颈静脉孔内肿瘤	内镜辅助乙状窦后迷路下入路（颈静脉球上入路）
B_2	明显侵入脑池	内镜辅助乙状窦后迷路下入路（颈静脉球上入路）
B_3	明显侵袭至颞下窝	内镜辅助经颈入路
C	肿瘤起源于神经外周部（颅外型）	经颈入路
D	颅内、孔内、颅外哑铃状肿瘤	联合经颈入路和内镜乙状窦后迷路下入路（颈静脉球上入路）

由于文献报道较少，原发性颈静脉孔脑膜瘤尚无分型标准，我们认为主要分为颈静脉孔肿瘤累及颅内、肿瘤颅内外沟通累及上颈部和椎管两种类型。

参考文献

[1] Jansen JC, van den Berg R, Kuiper A, van der Mey AG, Zwinderman AH, Cornelisse CJ. Estimation of growth rate in patients with head and neck paragangliomas infl uences the treatment proposal. Cancer. 2000;88:2811–6.

[2] Prasad SC, Mimoune HA, D'Orazio F, Medina M, Bacciu A, Mariani-Costantini R, Piazza P, Sanna M. The role of wait- and-scan and the effi cacy of radiotherapy in the treatment of temporal bone paragangliomas. Otol Neurotol. 2014;35(5):922–31.

[3] Carlson ML, Sweeney AD, Wanna GB, Netterville JL, Haynes DS. Natural history of glomus jugulare: a review of 16 tumors managed with primary observation. Otolaryngol Head Neck Surg. 2015;152(1):98–105.

[4] Gjuric M, Gleeson M. Consensus statement and guidelines on the management of paragangliomas of the head and neck. Skull Base. 2009;19(1):109–16.

[5] Neumann HP, Pawlu C, Peczkowska M, Bausch B, McWhinney SR, Muresan M, Buchta M, Franke G, Klisch J, Bley TA, Hoegerle S, Boedeker CC, Opocher G, Schipper J, Januszewicz A, Eng C, European-American Paraganglioma Study Group. Distinct clinical features of paraganglioma syndromes associated with SDHB and SDHD gene mutations. JAMA. 2004;292(8):943–51.

[6] Al Sanosi A, Fagan PA, Biggs ND. Conservative management of acoustic neuroma. Skull Base. 2006;16(2):95–100.

[7] Nedzelski JM, Schessel DA, Pfl eiderer A, Kassel EE, Rowed DW. Conservative management of acoustic neuromas. Otolaryngol Clin North Am. 1992;25(3):691–705.

[8] Nutik SL, Babb MJ. Determinants of tumor size and growth in vestibular schwannomas. J Neurosurg. 2001;94(6):922–6.

[9] Rosenberg SI. Natural history of acoustic neuromas. Laryngoscope. 2000; 110(4):497–508.

[10] Thomsen J, Tos M. Acoustic neuroma: clinical aspects, audiovestibular assessment, diagnostic delay, and growth rate. Am J Otol. 1990;11(1):12–9.

[11] Luetje CM. Spontaneous involution of acoustic tumors. Am J Otol. 2000; 21 (3):393–8.

[12] Cashen DV, Parisien RC, Raskin K, Hornicek FJ, Gebhardt MC, Mankin HJ. Survival data for patients with malignant schwannoma. Clin Orthop Relat Res. 2004;426:69–73.

[13] Gupta G, Maniker A. Malignant peripheral nerve sheath tumors. Neurosurg Focus. 2007;22(6):E12.

[14] Sordillo PP, Helson L, Hajdu SI, Magill GB, Kosloff C, Golbey RB, Beattie EJ. Malignant schwannoma - clinical characteristics, survival, and response to therapy. Cancer. 1981;47(10):2503–9.

[15] Oya S, Kim SH, Sade B, Lee JH. The natural history of intracranial meningiomas. J Neurosurg. 2011;114(5):1250–6.

[16] Cho KG. Natural history, growth rates and recurrence. In: Lee JH, editor. Meningiomas,

diagnosis, treatment and outcome. London: Springer; 2008. p. 46.

[17] Van Havenbergh T, Carvalho G, Tatagiba M, Plets C, Samii M. Natural history of petroclival meningiomas. Neurosurgery. 2003;52(1):55–64.

[18] Ramina R, Neto MC, Fernandes YB, Aguiar PH, de Meneses MS, Torres LF. Meningiomas of the jugular foramen. Neurosurg Rev. 2006;29(1):55–60.

[19] Ericsson B, Gunterberg B, Kindblom LG. Chordoma. A clinicopathologic and prognostic study of a Swedish national series. Acta Orthop Scand. 1981;52(1):49–58.

[20] Heffelfinger MJ, Dahlin DC, MacCarty CS, Beabout JW. Chordomas and cartilaginous tumors at the skull base. Cancer. 1973;32:410–20.

[21] Boari N, Gagliardi F, Cavalli A, Gemma M, Ferrari L, Riva P, Mortini P. Skull base chordomas: clinical outcome in a consecutive series of 45 patients with long-term follow-up and evaluation of clinical and biological prognostic factors. J Neurosurg. 2016;8:1–11.

[22] Bohman LE, Koch M, Bailey RL, Alonso-Basanta M, Lee JY. Skull base chordoma and chondrosarcoma: infl uence of clinical and demographic factors on prognosis: a SEER analysis. World Neurosurg. 2014;82(5):806–14.

[23] Crockard HA, Steel T, Plowman N, Singh A, Crossman J, Revesz T, Holton JL, Cheeseman A. A multidisciplinary team approach to skull base chordomas. J Neurosurg. 2001;95:175–83.

[24] Forsyth PA, Cascino TL, Shaw EG, Scheithauer BW, O'Fallon JR, Dozier JC, Piepgras DG. Intracranial chordomas: a clinicopathological and prognostic study of 51 cases. J Neurosurg. 1993;78(5):741–7.

[25] Hug EB, Loredo LN, Slater JD, DeVries A, Grove RI, Schaefer RA, Rosenberg AE, Slater JM. Proton radiation therapy for chordomas and chondrosarcomas of the skull base. J Neurosurg. 1999;91(3):432–9.

[26] Ouyang T, Zhang N, Zhang Y, Jiao J, Ren J, Huang T, Chen J. Clinical characteristics, immunohistochemistry, and outcomes of 77 patients with skull base chordomas. World Neurosurg. 2014;81(5–6):790–7.

[27] Yakkioui Y, Temel Y, Creytens D, Jahanshahi A, Fleischeuer R, Santegoeds RG, Van Overbeeke JJ. A comparison of cell-cycle markers in skull base and sacral chordomas. World Neurosurg. 2014;82(1–2):e311–8.

[28] Horbinski C, Oakley GJ, Cieply K, Mantha GS, Nikiforova MN, Dacic S, Seethala RR. The prognostic value of Ki-67, p53, epidermal growth factor receptor, 1p36, 9p21, 10q23, and 17p13 in skull base chordomas. Arch Pathol Lab Med. 2010;134(8):1170–6.

[29] Brown E, Hug EB, Weber AL. Chondrosarcoma of the skull base. Neuroimaging Clin N Am. 1994;4(3):529–41.

[30] Brooks JJ, LiVolsi VA, Trojanowski JQ. Does chondroid chordoma exist? Acta Neuropathol. 1987;72(3):229–35.

[31] Hassounah M, Al-Mefty O, Akhtar M, Jinkins JR, Fox JL. Primary cranial and intracranial chondrosarcoma: a survey. Acta Neurochir. 1985;78(3–4):123–32.

[32] Ramina R, Neto MC, Meneses M, Pedroso AA. Maffucci's syndrome associated with a cranial base chondrosarcoma: case report and literature review. Neurosurgery. 1997;41:269–72.

[33] Rosenberg AE, Nielsen GP, Keel SB, Renard LG, Fitzek MM, Munzenrider JE, Liebsch NJ. Chondrosarcoma of the base of the skull: a clinicopathologic study of 200 cases with emphasis on its distinction from chordoma. Am J Surg Pathol. 1999;23(11):1370–8.

[34] Mazzoni A, Saleh E, Sanna M, Achilli V. Lower cranial nerve schwannomas involving the jugular foramen. Ann Otol Rhinol Laryngol. 1997;106(5):370–9.

[35] Kaye AH, Hahn JF, Kinney SE, Hardy Jr RW, Bay JW. Jugular foramen schwannomas. J Neurosurg. 1984;60(5):1045–53.

[36] Bakar B. Jugular foramen meningiomas: review of the major surgical series. Neural Med

Chir. 2010;50(2):89–97.

[37] Volpe NJ, Liebsch NJ, Munzenrider JE, Lessell S. Neuroophthalmalogic fi ndings in chordoma and chondrosarcoma of the skull base. Am J Ophthalmol. 1993;115(1):97–104.

[38] Korten AG, ter Berg HJ, Spincemaille GH, van der Laan RT, Van de Wel AM. Intracranial chondrosarcoma: review of the literature and report of 15 cases. J Neurol Neurosurg Psychiatry. 1998;65(1):88–92.

[39] Diaz RC, Amjad EH, Sargent EW, Larouere MJ, Shaia WT. Tumors and pseudotumors of the endolymphatic sac. Skull Base. 2007;17:379–93.

[40] Stanley J, Pickett B. Endolymphatic sac tumors. In: Jackler RK, editor. Tumors of the ear and temporal bone. Philadelphia: Lippincott Williams and Wilkins; 2000. p. 156.

[41] Jackson CG, Glasscock ME, Harris PF. Glomus tumors: diagnosis, classification, and management of large lesions. Arch Otolaryngol. 1982;108(7):401–10.

[42] Fisch U. Carotid lesions at the skull base. In: Brackmann DE, editor. Neurological surgery of the ear and skull base. New York: Raven; 1982. p. 269–81.

[43] de la Cruz A, Teufert KB, Santa CS. Surgical treatment of temporal, tympanic and jugular paragangliomas. Indications and surgical technique. Acta Otorrinolaringol Esp. 2009;60:106–18.

[44] Barrionuevo CE, Maniglia JJ, Ramina RR, Arruda WO, Prestes AC. Glomus tumors of temporal bone: classifi cation Curitiba 1988. ACTA-WHO. 1990;9:14–9.

[45] Ramina R, Maniglia JJ, Barrionuevo CE. Glomus jugulare tumors: classification and treatment. International Symposium on Cranial Base Surgery, Pittsburgh, USA, 13–17 September 1988.

[46] Pellet W, Cannoni M, Pech A. The widened transcochlear approach to jugular foramen tumors. J Neurosurg. 1988;69:887–94.

[47] Samii M, Alimohamadi M, Gerganov V. Surgical treatment of jugular foramen schwannoma: surgical treatment based on a new classifi cation. Neurosurgery. 2015;77(3):424–32.

[48] Samii M, Babu RP, Tatagiba M, Sepehrnia A. Surgical treatment of jugular foramen schwannomas. J Neurosurg. 1995;82(6):924–32.

第5章 手术解剖
Surgical Anatomy

颈静脉孔区解剖复杂，重要神经血管结构穿行其间，且与颈部、耳部、脑干密切相关，深入了解这些解剖结构关系是安全、充分显露颈静脉孔区肿瘤的基础。颈静脉孔（jugular foramen，JF）位于岩锥内下侧，由枕骨和颞骨构成，为乙状窦、颈静脉球和岩下窦压迹，与枕骨大孔、内耳道（internal auditory canal，IAC）和舌下神经管关系密切（图 5-1 至图 5-4）[1, 2]。大多数情况下右颈静脉孔宽度大于左侧[3]。

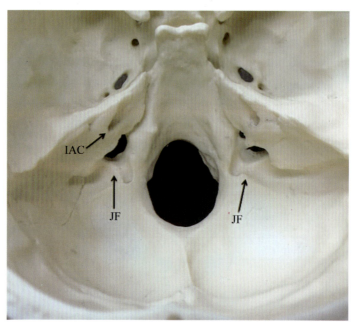

▲ 图 5-1 双侧颈静脉孔（JF）上面观，与内耳道（IAC）相邻

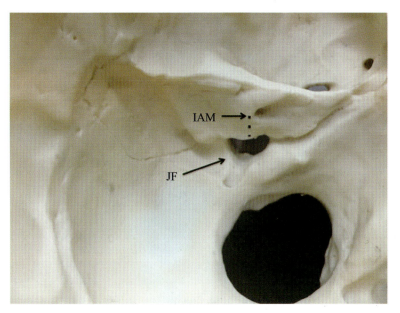

▲ 图 5-2 左颈静脉孔（JF）和内耳门（IAM）

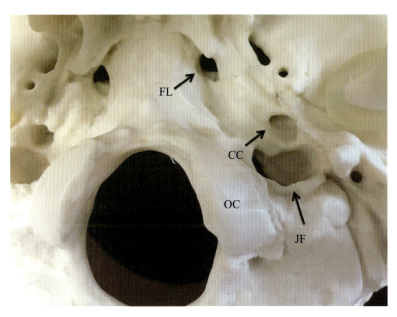

▲ 图 5-3 颈静脉孔（JF）下面观及其他颅底孔道
CC. 颈动脉管；FL. 破裂孔；OC. 枕髁

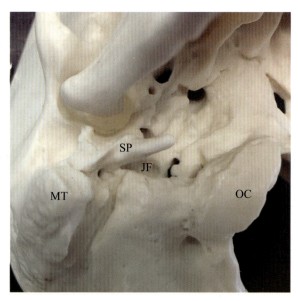

▲ 图 5-4　颈静脉孔（JF）、枕髁（OC）、乳突尖（MT）和茎突（SP）

　　颈静脉孔传统上分为两部分[4]：一是含舌咽神经、岩下窦、咽升动脉脑膜支的神经部；二是含乙状窦、迷走神经、副神经的静脉部（图 5-5）。颈静脉孔内血管结构包括乙状窦、颈静脉球、岩下窦、咽升动脉和枕动脉的分支。颈静脉球连接乙状窦和颈内静脉，位于中耳底壁下方颈静脉窝内（图 5-6），约 15mm × 20mm[5]。颈静脉球膨大可向上突入中耳，因中耳底壁缺损可能导致搏动性耳鸣。

　　脑神经（第 Ⅸ、Ⅹ 和 Ⅺ 对）位于颈静脉球的前方和内侧，这些神经穿过颅骨膜和硬脑膜之间的结缔组织隔。这些脑神经的位置是一个重要的解剖标志，经后方入路到达颈静脉球时要注意保护这些神经，后组脑神经呈现多束状组织结构（尤其是第 Ⅹ 对脑神经）[6]。舌咽神经鼓室支（Jacobson 神经）和迷走神经耳支（Arnold 神经）可能是副神经节瘤起源部位（图 5-7）。

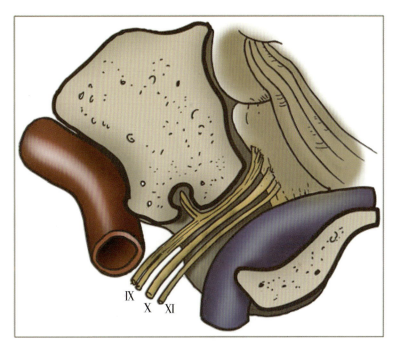

▲ 图 5-5　颈静脉球与脑神经关系示意图

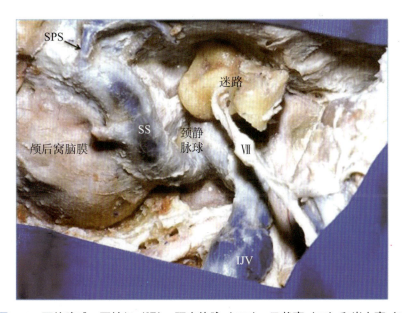

▲ 图 5-6　颈静脉球、面神经（Ⅶ）、颈内静脉（IJV）、乙状窦（SS）和岩上窦（SPS）

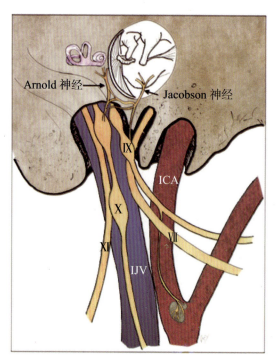

▲ 图 5-7 **Jacobson** 神经起源于第Ⅸ对脑神经、**Arnold** 神经起源于第 X 对脑神经示意图

IJV. 颈内静脉；ICA. 颈内动脉

1997 年 Katsuta 和 Rhoton 将颈静脉孔分为 3 部分 [7]，即 2 个静脉部和 1 个神经部（第Ⅸ、X 和Ⅺ对脑神经），其中神经部位于 2 个静脉部之间。解剖变异将在脑神经穿行颈静脉孔部分介绍。迷走神经常为多束；舌咽神经为单束 [6]；副神经为双束：1 个脊神经束和 1 个脑神经束。

硬膜内颈静脉孔与脑神经Ⅸ、X 和Ⅺ（脊髓部）有关（图 5-8），上邻Ⅶ和Ⅷ脑神经、椎动脉、小脑后下动脉和小脑前下动脉、延髓、脑桥和上颈髓（图 5-9）。颈内动脉（internal carotid artery，ICA）位于颈静脉球前方经颈动脉管入颅（图 5-10 和图 5-11）。舌咽神经、迷走神经、副神经和舌下神经走行于颈内动脉和颈内静脉之间（图 5-12）。

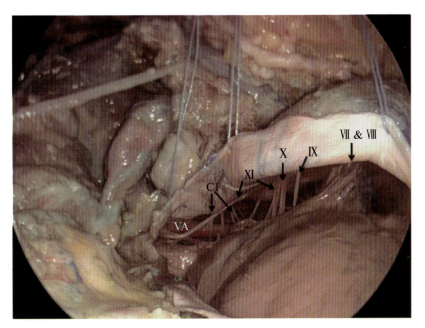

▲ 图 5-8　显露颈静脉孔颅内部

VA. 椎动脉；C_1. C_1 神经根；Ⅶ～Ⅺ. 第Ⅶ、Ⅷ、Ⅸ、Ⅹ、Ⅺ对脑神经

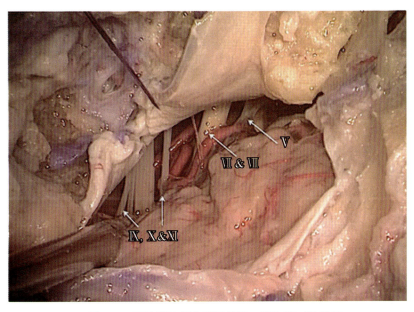

▲ 图 5-9　颈静脉孔颅内观及第Ⅸ、Ⅹ和Ⅺ对脑神经

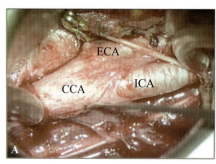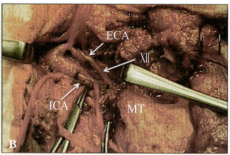

▲ 图 5-10 颈内动脉（ICA）经颈动脉管入颅

A. 颈部颈总动脉（CCA）、颈外动脉（ECA）和 ICA；B. 入颅前的 ICA。MT. 乳突尖

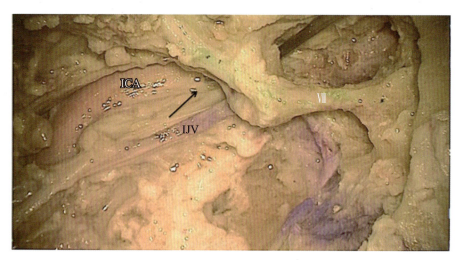

▲ 图 5-11 颈内动脉入颅处（箭）

Ⅶ. 面神经；IJV. 颈内静脉；ICA. 颈内动脉

颈内动脉 C_2 段或岩骨段位于颞骨岩部内，分为 3 部分：上升部（垂直部）、膝部和水平部（图 5-13），颈内动脉位于鼓室腔、咽鼓管和耳蜗前方（图 5-14）。颞骨内血管各种解剖变异如异位颈内动脉、颈静脉球高位、颈动脉管骨质缺损、镫骨动脉等可能与血管球瘤表现相似，这些变异罕见但非常重要，误诊可导致大出血。颈内动脉岩骨段颈动脉鼓室支可滋养鼓室肿瘤（图 5-15）。ICA 的 C3 段（破裂孔）穿过破裂

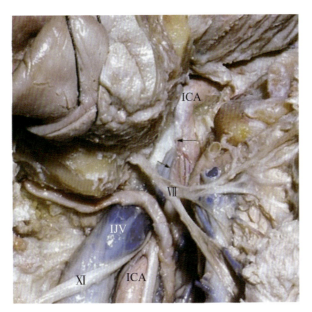

▲ 图 5-12 颈内动脉（ICA）入颅处与颈内静脉（IJV）关系密切

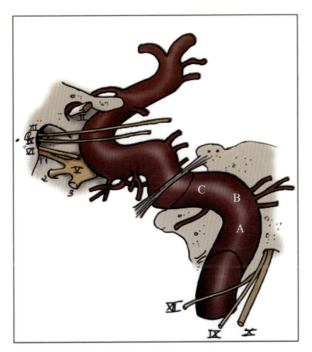

▲ 图 5-13 颈内动脉岩骨段 3 个部分示意图

A. 上升部（垂直部）；B. 膝部；C. 水平部

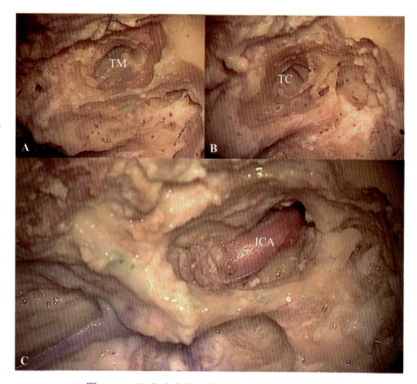

▲ 图 5-14　颈内动脉位于鼓室腔、咽鼓管和耳蜗前方

A. 颞骨解剖显示鼓膜；B. 去除鼓膜显露鼓室；C. 鼓室内颈内动脉位置，位于鼓室前方。TM. 鼓膜；TC. 鼓室；ICA. 颈内动脉

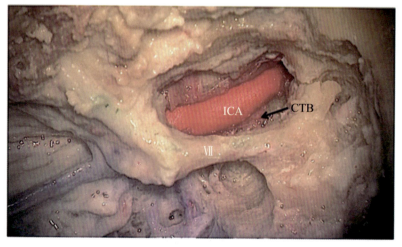

▲ 图 5-15　鼓室内颈内动脉和颈内动脉鼓室支

Ⅶ . 面神经；ICA. 颈内动脉；CTB. 颈内动脉鼓室支

孔上部（被骨膜包围）形成翼管动脉[8]。

颈静脉孔病变常累及面神经。面神经从脑干发出，与第Ⅷ对脑神经一起进入内耳道。面神经分段为脑池段、内耳道段、迷路段、鼓室段、乳突段和颞骨外段（茎乳孔、腮腺和外周）（图 5-16）。颈静脉孔肿瘤可累及面神经各段。茎乳孔区面神经解剖标志包括乳突尖、外耳道软骨点（"指针"）和二腹肌后腹（图 5-17）[9]。乳突内面神经下行至乙状窦、二腹肌嵴前内侧的茎突孔。乳突根治术就是为了显露乳突、颈静脉球和下鼓室区肿瘤（图 5-18 和图 5-19）。开放鼓窦、识别砧骨短突，显露外半规管内侧的面神经骨管（图 5-20）。

颈静脉孔[10]与颈部解剖结构有关，肿瘤可向下延伸至颈部。颈部外科解剖复杂，包括不同肌肉、血管和神经，如胸锁乳突肌（sternocleidomastoid，SCM）、二腹肌、头夹肌、头上斜肌、头下斜肌、

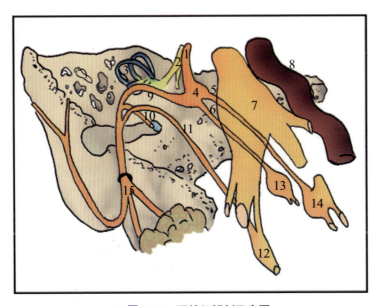

▲ 图 5-16　面神经解剖示意图

1. 内耳道段面神经；2. 耳蜗神经；4. 膝状神经节；7. 半月神经节；9. 迷路段和乳突段面神经；15. 颞骨外段面神经

头后直肌、颈夹肌等肌肉；颈总动脉、颈外动脉及其分支、颈内动脉、

颅颈交界处椎动脉等动脉；面总静脉，颈外静脉和颈内静脉等静脉；

耳大神经、脑神经Ⅹ、Ⅺ和Ⅻ及交感干等神经（图5-21）。

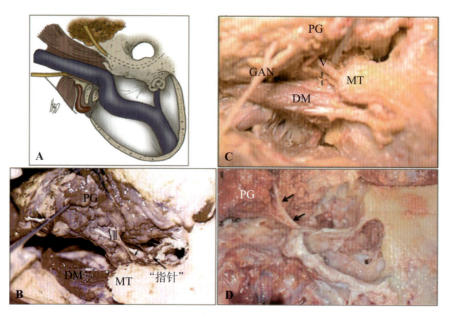

▲ 图 5-17　茎乳孔区面神经解剖标志

A. 面神经骨管示意图；B 和 C. 面神经（Ⅶ）解剖标志；D. 面神经颅外段（箭）。PG. 腮腺；DM. 二腹肌；MT. 乳突尖

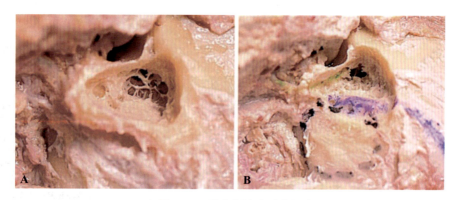

▲ 图 5-18　乳突根治术手术入路

A. 乳突根治术，显露鼓窦；B. 乳突根治术和设计颅骨切开术

颈总动脉、颈外动脉和颈内动脉均走行于颈内静脉内侧。迷走神经走行于颈内静脉和颈总动脉之间，入颅前位于颈内动脉外侧（图 5-22）。颈总动脉由颈浅筋膜、颈阔肌、颈深筋膜和 SCM 前缘覆盖。颈动脉三角（后界为 SCM、上界为茎突舌骨肌和二腹肌）内颈内动脉位于颈外动脉（external carotid artery，ECA）后外侧，颈内静脉位于两者外侧

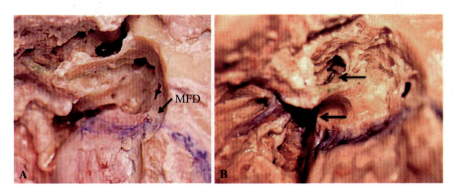

▲ 图 5-19　A. 乳突根治术和颅后窝开颅术；B. 钩针通过下鼓室连接 JF 和中耳（箭）
MFD. 颅中窝硬脑膜

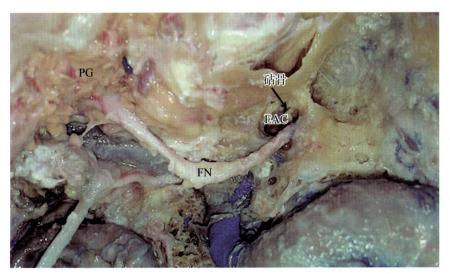

▲ 图 5-20　将面神经从面神经骨管内移出，砧骨短突（箭）指向面神经
EAC. 外耳道；FN. 面神经；PG. 腮腺

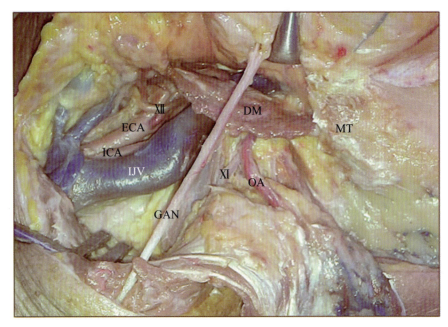

▲ 图 5-21　颈部解剖显示颈外动脉（ECA）和颈内动脉（ICA）、颈内静脉（IJV）、脑神经Ⅺ、Ⅻ

DM. 二腹肌；MT. 乳突尖；GAN. 耳大神经；OA. 枕动脉

（图 5-22）。颈内动脉在颈部无分支。舌下神经穿过颈内动脉和颈外动脉（图 5-9），迷走神经位于颈内动脉后缘（图 5-19）。椎动脉（VA）第二段穿过上 C_6 横突孔上行。颈神经根位于椎动脉之后。椎动脉被静脉丛覆盖，C_1/C_2 连接处颈丛最大。椎动脉从 C_3 横突孔出来后在接近关节面处形成一个襻，在 C_2 神经节两根前方穿过 C_2 椎体横突孔走行，在此处发出分支（肌支和 C_2 神经节伴行小动脉）。枕下三角内椎动脉 C_1/C_2 段相关后群肌肉包括从 C_2 至 C_5 至上胸椎横突颈半棘肌、从 C_1 横突至下项线上斜肌、下斜肌，头后大直肌（枕下三角内界）、头小直肌、中斜角肌和肩胛提肌（图 5-23）；前群肌肉包括头前直肌和头外直肌、头长肌和颈长肌。VA 离开 C_1 横突孔后向内形成一个直角环沿着 C_1 弓上表面血管沟走行，然后转向前方在齿状韧带前方进入椎管（图 5-24）。再向上弯曲与第 1 颈神经、副神经脊支和舌下神经伴行。图 5-25 显示完全显露颈静

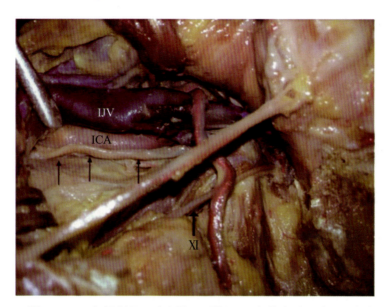

▲ 图 5-22　颈部解剖显示迷走神经（箭）、颈内静脉（IJV）、颈内动脉（ICA）和 XI 脑神经走行

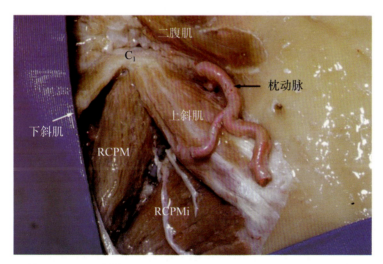

▲ 图 5-23　椎动脉 C_1/C_2 段相关肌肉，如上斜肌和下斜肌、头后大直肌（RCPM）和头后小直肌（RCPMi）

脉孔（颈部解剖、乳突切除、面神经管开放、颅骨切开术、颈内动脉解剖和颅内），包括上颈部、耳部、颈内动脉和颅内。

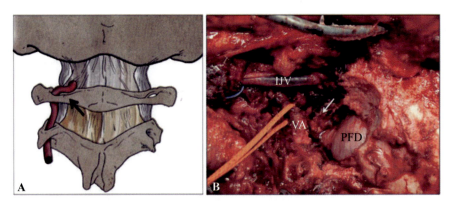

▲ 图 5-24　**VA 走行及术中图像**

A. C₁/C₂ 关节处椎动脉和入颅前 C₁ 椎板的椎动脉沟示意图（箭）；B. 手术图像，椎动脉（VA）已从 C₁ 处椎管中移出（箭）。IJV. 颈内静脉；PFD. 颅后窝硬脑膜

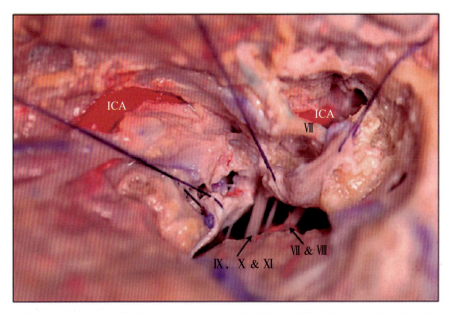

▲ 图 5-25　**显露颈静脉孔颅内、外结构全景解剖图，包括颈段、颞骨段颈内动脉和面神经**

参考文献

[1] Hatiboglu MT, Afitap A. Structural variations in the jugular foramen of the human skull. J Anat. 1992;180:191–6.

[2] Rhoton AL, Buza R. Microsurgical anatomy of the jugular foramen. J Neurosurg. 1975;42:541–50.

[3] Lang J. Skull base and brain in children and adults. In: Lang J, editor. Skull base and related structures. Atlas of clinical anatomy. Stuttgart: Schattauer; 1995.

[4] Lang J. Anatomy of the jugular foramen. In: Samii M, Draf W, editors. Surgery of the skull base. 2nd ed. Berlin: Springer Verlag; 1989. p. 59–64.

[5] Graham MD. The jugular bulb. Its anatomic and clinical considerations in contemporary otology. Arch Otolaryngol. 1975;101(9):560–4.

[6] Sen C, Hague K, Kacchara R, Jenkins A, Das S, Catalano P. Jugular foramen: microscopic anatomic features and implications for neural preservation with reference to glomus tumors involving the temporal bone. Neurosurgery. 2001;48:838–48.

[7] Katsuta T, Rhoton Jr AL, Matsushima T. The jugular foramen: microsurgical anatomy and operative approaches. Neurosurgery. 1997;41:149–202.

[8] Tauber M, Van Loveren H. The enigmatic foramen lacerum. Commentaries Neurosurgery. 1999;44(2):386–93.

[9] Ramina R, Maniglia JJ, Fernandes YB, Paschoal JR, Pfeilsticker LN, MC N. Tumors of the jugular foramen: diagnosis and management. Neurosurgery. 2005;57:59–68.

[10] Rhoton Jr AL. Jugular foramen. Neurosurgery. 2000;47:S267–85.

第6章 影像学诊断
Radiological Diagnosis

  增强 CT、磁共振（magnetic resonance imaging, MRI）和血管造影等检查手段常用于颈静脉孔区肿瘤的诊断、定位及相邻结构受累程度的评估。颞骨高分辨率薄层 CT 扫描是鉴别颈静脉球瘤和鼓室球瘤的最佳方式[1]：颈静脉球瘤侵袭颈静脉窝，鼓室球瘤位于中耳；颈静脉球瘤侵袭骨质，鼓室球瘤起源于鼓岬，一般不破坏听骨链。基于骨算法和冠位重建的 CT 薄层扫描（13mm）可以提供详细的颅底骨质结构、骨质侵蚀、肿瘤钙化及骨质增生等信息（图 6-1）：肿瘤不规则侵袭骨质，表现为"虫噬征"；CT 可提供颈静脉球和颈静脉孔位置、颈静脉管扩

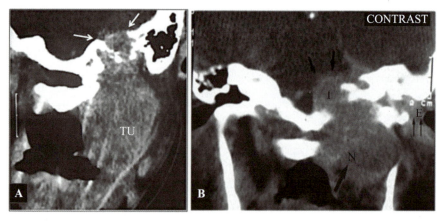

▲ 图 6-1 **A.** 颈静脉孔副神经节瘤冠状位 CT 示骨质破坏、颈静脉孔扩大（箭）；**B.** 颈部钙化及肿瘤膨胀生长（**TU**）

I. 硬膜内；E. 耳部；N. 颈部

大（锐利、圆形、硬环，即骨"扇形征"）等信息。CT 有助于鉴别神经鞘瘤、脑膜瘤、动脉瘤样骨囊肿及软骨肉瘤。典型神经鞘瘤侵蚀颈静脉孔边缘光滑；副神经节瘤侵蚀颈静脉孔边缘不规则且破坏颈静脉嵴和颈动 - 静脉嵴（图 6-2）；脑膜瘤难与神经鞘瘤鉴别，常侵蚀骨质导致骨质增生和钙化（图 6-3）。可利用 CT 薄层扫描对中耳、乳突（面神经管）、内听道、高位颈椎等其他骨性结构进行深入研究。

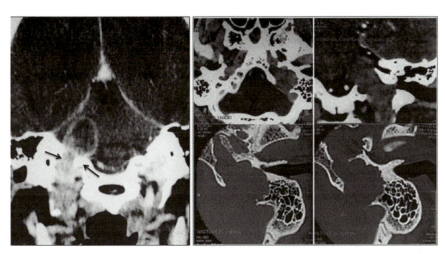

▲ 图 6-2　冠位 CT 示颈静脉孔区神经鞘瘤累及颅内及颈椎（左图），被侵蚀的颈静脉孔（箭），轴位 CT 示颈静脉孔边缘清晰锐利的骨质破坏（右图）

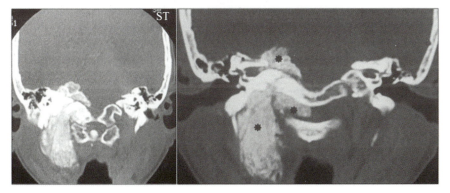

▲ 图 6-3　冠状位 CT 示 1 例巨大颈静脉孔区脑膜瘤侵犯椎管及颅内并累及内听道（*）

　　MR 具备多维成像能力且可使用钆造影剂，因此可充分显示肿瘤特征：肿瘤血管化、侵蚀扩张程度、毗邻关系等。与 CT 相比，MRI 具有诸多优点：可明确肿瘤血供、侵入颅内程度、沿血管神经及颅底结构扩展情况、是否伴发肿瘤（多灶性及多中心肿瘤）、肿瘤与脑干位置关系等。T_1WI 可能高估肿瘤侵蚀范围[2]，副神经节瘤 T_1WI 常表现为低信号（图 6-4）。这些富血管组织在钆造影时表现为明显不均匀强化（图 6-5），即经典的血管流空现象"椒盐征"（图 6-6），即"胡椒"代表多个流空信号区，而"盐"意味着血流较慢或亚急性出血产生的 T_1 及 T_2 高信号影[3]。MRI 可显示这些病变的血管特征，即 T_1、T_2 特征性低信号区意味着肿瘤基质动静脉血管多、血流快，其他肿瘤如神经鞘瘤等基质的血管较少[4]。颈静脉孔区副神经节瘤可引起颈内静脉及乙状窦闭塞，通过破坏颈静脉孔向颅内侵袭，还可以侵袭面神经管，累及颈内动脉、中耳、乳突及颈部结构。高场强 MRI 可以发现这些侵袭性改变，

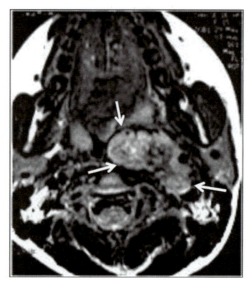

▲ 图 6-4　T_1 平扫示颈静脉孔区副神经节瘤（箭）

也可以鉴别迷走神经副神经节瘤及鼓室球瘤。颈静脉孔区副神经节瘤是唯——种静脉注射大剂量钆增强剂（0.3mmol/kg）后出现"信号丢失"现象（时间－强度曲线）的颅底肿瘤[5]。

CT 平扫显示神经鞘瘤与脑实质等信号，颈静脉孔骨皮质呈均匀光滑扇形扩大，而副神经节瘤破坏颈静脉孔呈"虫噬征"[6]。颈静脉孔区神经鞘瘤 MRI 表现与颅内神经鞘瘤一致，即肿瘤轮廓清晰，T_1 等信号，

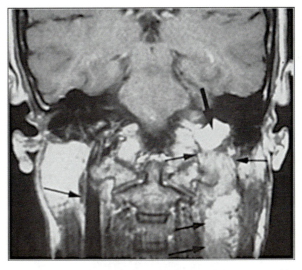

▲ 图 6-5　T_1 像示颈静脉孔区副神经节瘤瘤体强化（箭）

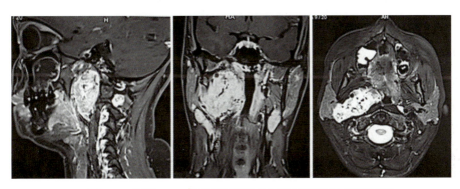

▲ 图 6-6　增强 T_1WI 示典型颈静脉孔区副神经节瘤"椒盐征"

T₂ 高信号（图 6-7）[7]。肿瘤膨胀压迫导致颈静脉孔扩大，边缘骨质清晰。这些肿瘤钆造影时表现为中 - 高密度均匀强化（图 6-8）。肿瘤可以囊变，但无副神经节瘤或其他富血肿瘤的流空现象。可以表现为巨大颅后窝占位、呈哑铃状延伸至上颈部（图 6-9）。钙化罕见，颈静脉孔区神经鞘瘤不会侵入颈内静脉和颈静脉球腔内，但可压迫闭塞上述结构。颈静脉孔软骨瘤难与神经鞘瘤鉴别，这种罕见肿瘤 MRI 表现为均匀强化（图 6-10）。

CT 平扫表现颈静脉孔脑膜瘤与脑组织等密度，增强 CT 则表现为明显强化，钙化、颅底浸润及骨质增生为脑膜瘤特征表现（图 6-3）[8, 9]。MRI 表现与灰质等密度（图 6-11），钆造影可强化，呈现"脑膜尾征"（图 6-12）。与神经鞘瘤相比，脑膜瘤常表现为 T₂ 低信号，CT 衰减更快[10]。原发颈静脉孔脑膜瘤常累及颅底及颈静脉孔。以上特点有助于鉴别颈静脉孔脑膜瘤是原发还是继发。

脊索瘤（图 6-13）和软骨肉瘤（图 6-14）常表现为混杂信号，多叶实质性病变，部分肿瘤强化。这些肿瘤可导致不规则骨质破坏，T₁低信号，T₂高信号。大约 50% 病例可见钙化[6]。

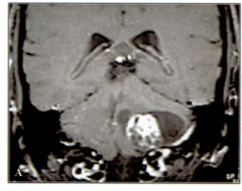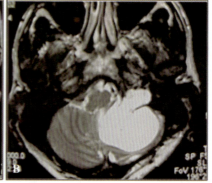

▲ 图 6-7　A. 增强 T₁WI 示颈静脉孔区神经鞘瘤；B. T₂ 相高信号

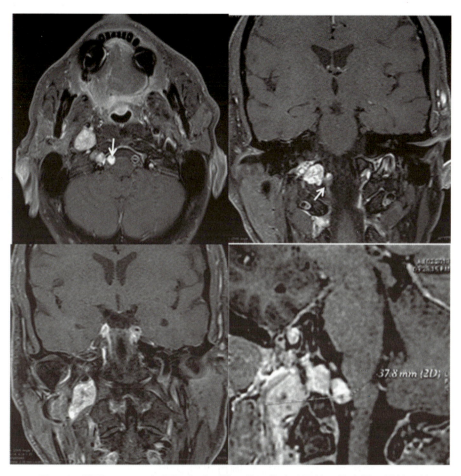

▲ 图 6-8　增强 T_1WI 示起源于右舌下神经的颈静脉孔区神经鞘瘤侵及椎管（箭）

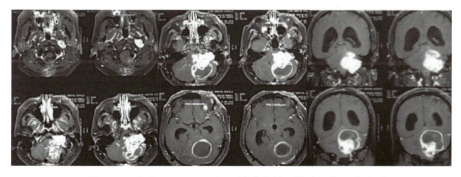

▲ 图 6-9　增强 T_1WI 示巨大颈静脉孔神经鞘瘤伴颅后窝囊肿

　　MRI 还可用于鉴别副神经节瘤与颈静脉孔区异常血管（颈静脉球高位、颈内动脉异位）[11]。颈内动脉异位影像学表现：从鼓岬至鼓膜软组织充满中耳，近心端颈内动脉管缺失。

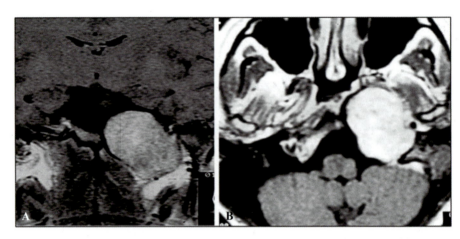

▲ 图 6-10　增强 T₁WI 示巨大颈静脉孔软骨瘤

A. 冠状位；B. 轴位

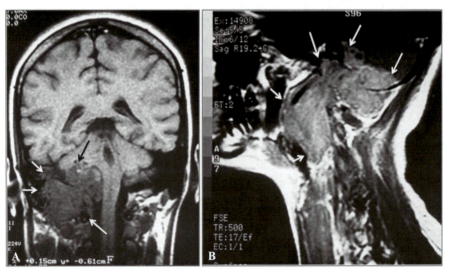

▲ 图 6-11　巨大颈静脉孔脑膜瘤（箭）

A. T₁ 平扫；B. 增强 T₁WI

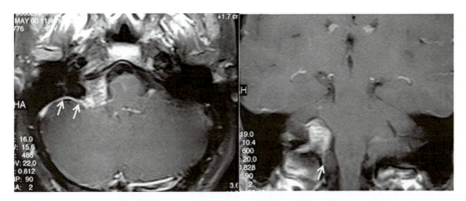

▲ 图 6-12　增强 T₁WI 示颈静脉孔脑膜瘤 "脑膜尾" 征（箭）

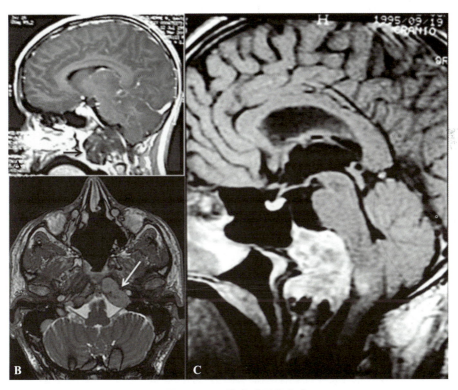

▲ 图 6-13　颈静脉孔区脊索瘤

A. T₁ 平扫图像；B. T₂ 图像；C. 增强 T₁WI 图像

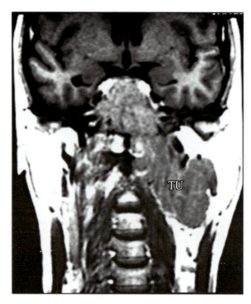

▲ 图 6-14 巨大颈静脉孔区软骨肉瘤，T_1 平扫（TU）

　　数字血管减影（DSA）主要用于富血管肿瘤的诊断和术前栓塞，此检查常规应用于富血管肿瘤。在评估肿瘤供血动脉、是否侵袭颈内动脉壁和椎动脉、有无多中心病变等方面 DSA 均优于 MRA 及 CTA（图 6-15）。DSA 静脉像可充分显示静脉窦、静脉、颈静脉球的位置及其开放情况，清晰显示高位、膨大的颈静脉球，这些异常可导致耳鸣和听力下降。

　　颈静脉孔副神经节瘤主要血供来源于咽升动脉分支下鼓室动脉（图 6-16）、茎乳动脉、枕动脉、耳后动脉、脑膜中动脉、颈内动脉鼓室支和颈外动脉[12]。根据 Moret[13, 14] 和 Young[15] 的研究，颈静脉孔副神经节瘤的血供分区为内下区（颈静脉球和下鼓室）、后外区（后鼓室，乳突）、前区（前鼓室及颈内动脉周围）和上区（上鼓室，迷路上气房）。这些区域血供彼此独立，而大约 85% 的血管球瘤涉及多个区域。各区

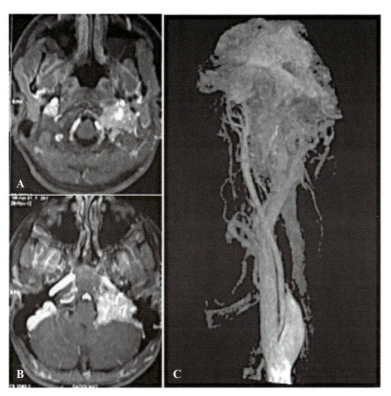

▲ 图 6-15　A 和 B. T$_1$ 像示颈静脉孔副神经节瘤；C. 血管造影示肿瘤的供血情况

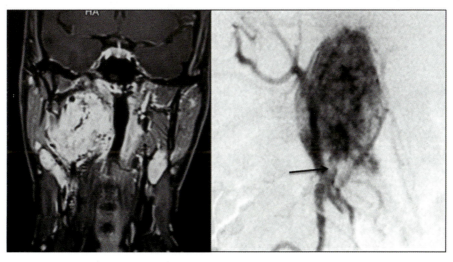

▲ 图 6-16　巨大颈静脉孔副神经节瘤；供血动脉为咽升动脉（箭）

域血供如下：咽升动脉分支下鼓室动脉供应内下区，茎乳动脉供应后外区，上颌动脉分支前鼓室动脉和颈内动脉鼓室支供应前区，脑膜中动脉分支鼓室上动脉供应上区。

瘤体侵犯或包裹颈内动脉者需要进行球囊闭塞实验来判断能否牺牲患侧颈内动脉（图 6-17），血管造影可确认颈内动脉壁是否受累（图 6-18）。闭塞颈内动脉可能发生脑梗死甚至死亡[16]，选择部分病例可行颈内动脉或颈外动脉与大脑中动脉 M_2 段搭桥术，切除肿瘤前也可植入支架来保护颈内动脉。

富血肿瘤应予术前栓塞：术前 3～5 天通过超选择导管利用 Gelfoam®、Ivalon® 颗粒或 Onyx® 等栓塞颈外动脉分支（咽升动脉、上颌动脉及枕动脉）、颈内动脉分支（颈内动脉鼓室支）、椎动脉分支（小脑后下动脉）等供血动脉。

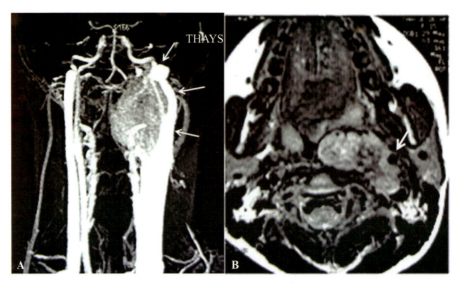

▲ 图 6-17　A. MRA 示颈静脉孔副神经节瘤侵及颈内动脉（箭）；B. MRI 示肿瘤包裹颈内动脉（箭）

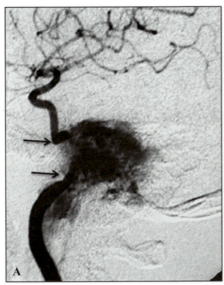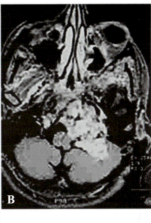

▲ 图 6-18　**A. DSA** 示颈静脉孔副神经节瘤侵及颈内动脉；**B.** 增强 **T₁WI** 示肿瘤

参考文献

[1] Valavanis A, Schubiger O, Oguz M. High-resolution CT investigation of nonchromaffin paragangliomas of the temporal bone. AJNR Am J Neuroradiol. 1983;4:516–9.

[2] Brackmann DE, Shelton C, Arriaga MA. Otologic surgery. 3rd ed. Philadelphia: Saunders; 2010. p. 551–67.

[3] Vogl TJ, Juergens M, Balzer JO, Mack MG, Bergman C, Grevers G, Lissner J, Felix R. Glomus tumors of the skull base: combined use of MR angiography and spin-echo imaging. Radiology. 1994;192:103–10.

[4] Olsen WL, Dillon WP, Kelly WM, Norman D, Brant-Zawadzki M, Newton TH. MR imaging of paragangliomas. AJR Am J Roentgenol. 1987;148:201–4.

[5] Vogl TJ, Mack MG, Juergens M, Bergman C, Grevers G, Jacobsen TF, Lissner J, Felix R. Skull base tumors: gadodiamide injection-enhanced MR imaging--drop-out effect in the early enhancement pattern of paragangliomas versus different tumors. Radiology. 1993;188:339–46.

[6] Vogl TJ, Bisdas S. Differential diagnosis of jugular foramen lesion. Skull Base. 2009;19:3–16.

[7] Matsushima T, Hasuo K, Yasumori K, Yoshida K, Hirakata R, Fukui M, Masuda K. Magnetic resonance imaging of jugular foramen neurinomas. Acta Neurochir. 1989;96:83–7.

[8] Molony TB, Brackmann DE, Lo WW. Meningiomas of the jugular foramen. Otolaryngol Head Neck Surg. 1992;106(2):128–36.

[9] Ramina R, Neto MC, Fernandes YB, Aguiar PH, de Meneses MS, Torres LF. Meningiomas of

the jugular foramen. Neurosurg Rev. 2006;29:55–60.

[10] Kaplan RD, Coons S, Drayer BP, Bird CR, Johnson PC. MR characteristics of meningioma subtypes at 1.5 tesla. J Comput Assist Tomogr. 1992;16:366–71.

[11] Löwenheim H, Koerbel A, Ebner FH, Kumagami H, Ernemann U, Tatagiba M. Differentiating imaging findings in primary and secondary tumors of the jugular foramen. Neurosurg Rev. 2006;29:1–13.

[12] Hesselink JR, Davis KR, Taveras JM. Selective arteriography of glomus tympanicum and jugulare tumors: techniques, normal and pathologic arterial anatomy. AJNR Am J Neuroradiol. 1981;2:289–97.

[13] Moret J, Delvert JC, Bretonneau CH, Lasjaunias P, de Bicêtre CH. Vascularization of the ear: normal-variations-glomus tumors. J Neuroradiol. 1982;9:209–60.

[14] Moret J, Lasjaunias P, Théron J. Vascular compartments and territories of tympano-jugular glomic tumors. J Belge Radiol. 1980;63(2–3):321–37.

[15] Young NM, Wiet RJ, Russell EJ, Monsell EM. Superselective embolization of glomus jugulare tumors. Ann Otol Rhinol Laryngol. 1988;97:613–20.

[16] Linskey ME, Jungreis CA, Yonas H, Hirsch Jr WL, Sekhar LN, Horton JA, Janosky JE. Stroke risk after abrupt internal carotid artery sacrifi ce: accuracy of preoperative assessment with balloon test occlusion and stable xenon-enhanced CT. AJNR Am J Neuroradiol. 1994;15:829–43.

第7章 循证治疗、手术适应证、禁忌证、术前评估、麻醉准备

Evidence-Based Treatment, Surgical Indications, Contra-indications, Preoperative Clinical Evaluation, and Preoperative Preparation for Anesthesia

一、循证治疗

评价颈静脉孔区肿瘤循证治疗效果应考虑多种因素。首先，需要与患者讨论个人价值观、需求和目标，起源或累及颈静脉孔的肿瘤根据不同组织学特征需要采用不同治疗方式。其次应考虑影响治疗选择的其他重要相关因素，如患者年龄、身体状况、术前是否存在脑神经功能下降、颈内动脉受累或侵蚀程度等。在相关临床研究的基础上根据每个病例具体情况分析治疗方案的适用性和有效性。

（一）副神经节瘤

可选治疗方案：临床观察、手术切除 [伴或不伴既往栓塞和（或）放射治疗] 和放射治疗（所有模式）可作为首选治疗方案。

文献报道良性副神经节瘤术后平均随访 48.4～85.7 个月（表 7-1），总切除率为 51%～97.2%，取决于肿瘤大小、脑神经和颈内动脉受累程

表 7-1 颈静脉孔副神经节瘤手术切除结果

作　者	切除术	病例数	随　访	复　发	症状改善	并发症
Li 等[1]	次全切 43.1% 全切除 51%	51	平均 85.7 个月	11.8%	90%	23（45.1%）
Patnaik 等[2]	次全切 2.8% 全切除 97.2%	145	平均 48.4 个月	1（0.7%）	第Ⅶ神经 保留 143 例	0
Jackson 等[3]	侧颅底切除术	176	1972—1998 年	控制率 85% 复发 9 例 （5.5%）	耳鸣 54% 其他 34.5%	脑脊液漏 4.5% 新的脑神经损伤 （21%～39%） 死亡率 5 例（2.7%）

度；复发率 0.7%～11.8%，取决于随访时间长短；死亡率很低，与肿瘤大小和后组脑神经损伤有关；术后并发症主要与脑神经损伤和脑脊液漏有关。

手术切除是彻底治愈、长期控制的唯一方法。优先考虑保留神经功能，手术切除略保守有助于改善预后。轻微神经损伤不影响多数患者正常生活。

放射治疗可作为首选治疗或次全切除术后补充治疗。肿瘤生长控制率很高，但不能治愈。表 7-2 显示最新接受放射外科治疗（伽马刀、LINAC 和常规放射治疗）结果。

上述结果证明放射治疗安全有效，可考虑作为老人和小肿瘤患者的备选方案。

（二）神经鞘瘤

颈静脉孔神经鞘瘤的治疗方法包括临床观察、手术切除和放射治疗（所有方式）。鞘瘤多为良性，不侵蚀骨质、血管和神经，因此多可完全切除彻底治愈。小肿瘤倾向于手术切除，保留受压但并非浸润的神经；大肿瘤压迫后组脑神经（功能正常），手术切除肿瘤时可能导致神经功能受损（多为暂时性）。文献报道中大多数病例手术后效果良好（表 7-3）。

也有文献报道颈静脉孔神经鞘瘤首选放射外科治疗或次全切除术后补充治疗（表 7-4）。放疗目的是控制肿瘤生长、避免后组脑神经出现新的损伤。小肿瘤放疗效果很好，但根治性手术切除也可获得同样结果；放疗可能更适合老年患者。现有报道显示在经过选择的患者中放射外科是一种安全的手术替代方案。

表 7-2 颈静脉孔副神经节瘤放射治疗最新结果

作 者	方 法	病例数	随 访	生长控制（%）	症状改善	并发症
Hafez 等 [4]	GKS	22	平均 56 个月（36~108 个月）	无变化 12 缩小 8 生长 1	12	3
Liscak 等 [5]	GKS	45	中位数 118 个月（12~217 个月）	无变化 9 缩小 34 生长 1	19	2
Gandía-González 等 [6]	GKS	75	平均 86.4 个月	控制 94.8% 缩小 67.2%	耳鸣 54% 其他 34.5%	NR
Scheick 等 [7]	LINAC	11	中位数 5.3 年	81%	NR	0%
Gilbo 等 [8]	分次 RT	131	平均 11.5 年，中位数 8.7 年	99%（5年）96%（10年）	NR	无严重并发症

表 7-3　颈静脉孔神经鞘瘤手术切除结果

作　者	切除术	病例数	随　访	复　发	症状改善	并发症
Samii 等[9]	全切除 16（100%）	16		0%	100%	CSF 2 例
Sedney 等[10]	全切除 次全切除	81		5.7% 10.7%		
Sanna 等[11]	全切除 21 次全切除 2	23		0%		CSF 1 例 新脑神经损伤 50%

表 7-4　颈静脉孔神经鞘瘤放射治疗结果

作　者	方　法	病例数	随　访	生长控制	症状改善	并发症
Hasegawa 等[12]	GKS	117	中位数 52 个月	无变化 42 缩小 62 生长 13	63%	20（17%）
Peker 等[13]	GKS	17	平均 64 个月	无变化 4 缩小 13	19[a]	2
Martin 等[14]	GKS	35	平均 83 个月	无变化 16 缩小 17 生长 2	20%	1

a. 译者注：原著如此，但核对原始文献未见此数据，疑有误

（三）脑膜瘤

颈静脉孔脑膜瘤罕见，既根治性切除肿瘤又保留脑神经无疑是一大挑战。最大宗病例是 Huang 等报道 28 例手术效果评估[15]：18 例根治性切除，22 例平均随访 3 年，其中 12 例出现声音嘶哑或呛咳，2 例死于肿瘤复发。另一项研究报道 13 例患者中 11 例实现肿瘤全切除，术前已有后组脑神经损伤者术后无改善，而且 61.5% 患者术后出现新的后组脑神经损伤[16]。

放射治疗是手术替代方案，但由于颈静脉孔脑膜瘤罕见，迄今未见手术切除与放射治疗 / 放射外科对比研究结果。放射外科治疗适用于小肿瘤，但需要长期随访大量患者以评估放疗控制肿瘤生长和保护后组脑神经功能的效果。

（四）脊索瘤

颈静脉孔脊索瘤罕见，治疗原则遵循其他部位脊索瘤的一般治疗策略：尽可能手术彻底切除肿瘤，辅以放射治疗（质子束或放射外科）[17]。制约肿瘤全切除的因素包括后组脑神经受累和颅底骨质受侵。几种常用手术入路中经鼻内镜入路是目前斜坡脊索瘤主要手术入路之一[18]。颈静脉孔脊索瘤并不在中线区域，内镜入路应用受限，但可与其他颅底入路联合切除累及斜坡肿瘤。肿瘤次全切除后可辅助放疗改善预后[19]。

（五）软骨肉瘤

颈静脉孔软骨肉瘤罕见[20]。与脊索瘤相比生长缓慢、预后良好。根据细胞数量、异型性和间质类型（更具侵袭性）程度分为 1 级、2 级和 3 级。首选方案是手术彻底切除[21]，术后并发症和死亡率并不高[22]，后组脑神经受累可能是选择次全切除的因素。放射治疗 / 放射外科适用于高级别肿瘤或次全切除术后补充治疗 [23]。

二、手术适应证

颈静脉孔区肿瘤多为良性、生长缓慢、症状轻微，常因其他症状接受影像检查偶然发现。手术切除效果优于疾病自然发展结果。如果颈静脉副神经节瘤是遗传综合征构成部分中一个独立肿瘤，综合考虑患者身体条件、年龄、伴发疾病、预期寿命、肿瘤分期等因素明确手术指征。其他因素如后组脑神经受累程度、病变性质和颈内动脉受累程度，对于选择最佳治疗方案至关重要。

术前评估后组脑神经功能有助于明确手术指征并预判手术效果。如果患者术前表现为后组脑神经功能完全缺失，那么术中分离操作甚至切除受累神经都不影响患者术后耐受；但如果术前神经功能正常，术中从迷走神经和舌咽神经（特别是巨大咽旁肿瘤）分离肿瘤包膜时损伤神经就可能引起严重吞咽困难，神经急性损伤可致严重误吸，危及生命。后组脑神经受累更多见于副神经节瘤和脑膜瘤，这些肿瘤虽然组织学检查为良性，但也可能浸润神经、硬脑膜和骨质，某些情况下宁可部分切除病变以保护神经功能、避免生活质量恶化。老年患者手术风险较高，术后脑神经功能缺损恢复不佳，迷走神经麻痹可能永远无法代偿。老年患者肿瘤较大者应选择脑干减压术，术后放疗控制残留肿瘤，可选择放射治疗或放射外科治疗。

颈内动脉受累是制约根治性切除肿瘤的另一个难点，应进行颈内动脉和椎动脉造影，包括评估大脑侧支循环。副神经节瘤和脑膜瘤可能累及甚至侵犯颈内动脉，怀疑动脉受累时应进行球囊阻断试验：如果年轻患者能耐受颈内动脉阻断，术中可考虑牺牲颈内动脉、根治性切除肿瘤；但即使患者"通过"了阻断试验也可能发生迟发性中风或缺血。数字减影血管造影时皮层静脉双侧同步充盈也可作为颈内动脉阻断耐受性的预测指标。我们的策略是利用桡动脉在颈外动脉或颈内动脉与大脑中动脉 M_2 段之间建立一个高流量旁路，然后彻底切除肿瘤及受累颈内动脉。我们只在良性肿瘤年轻患者有可能根治性切除肿瘤时才使用这项技术。在我们治疗的 3 例患者中使用的另一种方法是在受累颈内动脉中植入一个覆膜支架来保护血管以免分离肿瘤过程中损伤颈内动脉 [24]：通常在术前 3 个月放置支架以使装置重新上皮化，患者需持续服用阿司匹林以避免支架内血栓形成，经此预处理后可以从动脉壁上分离肿瘤而不损伤血管。年龄大、身体条件差或恶性肿瘤累及颈内动脉者采用次全切除，术后密切观察，如果残存肿瘤出现生长时可进行放疗或放射外科治疗。老年患者肿瘤小、无症状者可保守治疗，每 6 个月复查 MRI。如果副神经节瘤和脑膜瘤增大或出现临床症状可选择放射外科治疗；如果神经鞘瘤患者身体状况良好可以考虑手术切除；良性神经鞘瘤不侵犯脑神经，小肿瘤可安全、彻底切除并保留脑神经。

术前听力水平是确定手术指征、手术入路选择和肿瘤切除程度的参考因素，如果患侧为唯一听力耳，肿瘤累及内耳道和中耳可致患者失聪。

三、禁忌证

根据我们的经验，制约手术的因素包括年龄、一般健康状况、合并其他疾病、预期寿命、肿瘤大小、后组脑神经功能和患者个人意愿等。小肿瘤可密切随访或接受放射外科治疗；癌或肉瘤等恶性肿瘤应先活检，再接受放疗和化疗。

四、术前评估

所有颅底手术前必须进行全身检查，包括神经功能检查。颈静脉孔病变需要耳鼻咽喉科和神经科全面评估以及高分辨率影像检查：通过评估确定脑神经受累程度、疾病范围、明确诊断（尽可能）、制订治疗计划，术前检查应关注后组脑神经、面神经和听力受累征象，术前脑神经功能下降可预测术后神经功能、有助于制定手术策略。由于保留吞咽功能是最重要的手术目标之一，所以术前必须仔细检查后组脑神经。必须仔细评估听觉功能：因为手术可能导致患侧听力损失，必须检查对侧耳听觉功能。副神经节瘤侵犯中耳时通过耳镜可见鼓膜深面红色富血供肿块，此时活检可致出血。分泌血管活性物质副神经节瘤（嗜铬细胞瘤）罕见，如果术前未发现，则术中可能发生高血压危象，术前检查血浆甲氧肾上腺素水平有助于避免上述情况。副神经节瘤或神经鞘瘤较大时可表现为颈部或腮腺包块。颈静脉孔区良性病变者一般不会出现耳痛，恶性肿瘤常表现为症状迅速加重、耳部或颞区疼痛。

五、术前麻醉准备

颈静脉孔区病变的麻醉准备和麻醉管理主要集中于全身麻醉和神经麻醉原则。①建立中心静脉和外周静脉通道以及有创血压监测的动脉通道；②利用短效神经肌肉阻断药诱导麻醉，术中不使用长效神经肌肉阻滞药以便术中进行正常神经功能监测；③插入鼻胃管防止术后误吸，插入膀胱导尿管以便排尿；④一般不用腰大池引流，肿瘤导致大范围骨质缺损、颅底重建效果不理想时可在手术结束时置入；⑤抗生素在麻醉诱导时预防性使用，术后第 1 天每 8h 使用一次；⑥使用弹性长袜或小腿气动加压装置等预防深静脉血栓形成；⑦监测面神经、后组脑神经和舌下神经的功能，记录脑干诱发电位；⑧切除高度富血供肿瘤可能大量失血，应备足血液；⑨麻醉的目标是维持氧饱和度、稳定血流动力学、充分脑灌注、适当颅内压，需要暂时阻断主要血管时可能需要应用控制性低血压麻醉技术（收缩压在 70～80mmHg）保护脑功能；⑩判断患者是否可以拔管的标准为意识水平和后组脑神经功能。

参考文献

[1] Li D, Zeng XJ, Hao SY, Wang L, Tang J, Xiao XR, Meng GL, Jia GJ, Zhang LW, Wu Z, Zhang JT. Less-aggressive surgical management and long-term outcomes of jugular foramen paragangliomas: a neurosurgical perspective. J Neurosurg. 2016;26:1–12.

[2] Patnaik U, Prasad SC, Medina M, Al-Qahtani M, D'Orazio F, Falcioni M, Piccirillo E, Russo A, Sanna M. Long term surgical and hearing outcomes in the management of tympanomastoid paragangliomas. Am J Otolaryngol. 2015;36(3):382–9.

[3] Jackson CG, McGrew BM, Forest JA, Netterville JL, Hampf CF, Glasscock 3rd ME. Lateral skull base surgery for glomus tumors: long-term control. Otol Neurotol. 2001;22(3):377–82.

[4] Hafez RF, Morgan MS, Fahmy OM. An intermediate term benefits and complications of gamma knife surgery in management of glomus jugulare tumor. World J Surg Oncol. 2016;14(1):36.

[5] Liscak R, Urgosik D, Chytka T, Simonova G, Novotny Jr J, Vymazal J, Guseynova K, Vladyka V. Leksell Gamma Knife radiosurgery of the jugulotympanic glomus tumor: long-term results. J Neurosurg. 2014;121:198–2020.

[6] Gandía-González ML, Kusak ME, Moreno NM, Sárraga JG, Rey G, Álvarez RM. Jugulotympanic paragangliomas treated with gamma knife radiosurgery: a single-center review of 58 cases. J Neurosurg. 2014;121(5):1158–65.

[7] Scheick SM, Morris CG, Amdur RJ, Bova FJ, Friedman WA, Mendenhall WM. Longtermoutcomes after radiosurgery for temporal bone paragangliomas. Am J Clin Oncol.

2015:0277–3732.

[8] Gilbo P, Morris CG, Amdur RJ, Werning JW, Dziegielewski PT, Kirwan J, Mendenhall WM. Radiotherapy for benign head and neck paragangliomas: a 45-year experience. Cancer. 2014;120(23):3738–43.

[9] Samii M, Alimohamadi M, Gerganov V. Surgical treatment of jugular foramen schwannoma: surgical treatment based on a new classifi cation. Neurosurgery. 2015;77(3):424–32.

[10] Sedney CL, Nonaka Y, Bulsara KR, Fukushima T. Microsurgical management of jugular foramen schwannomas. Neurosurgery. 2013;72(1):42–6.

[11] Sanna M, Bacciu A, Falcioni M, Taibah A. Surgical management of jugular foramen schwannomas with hearing and facial nerve function preservation: a series of 23 cases and review of the literature. Laryngoscope. 2006;116(12):2191–204.

[12] Hasegawa T, Kato T, Kida Y, Sasaki A, Iwai Y, Kondoh T, Tsugawa T, Sato M, Sato M, Nagano O, Nakaya K, Nakazaki K, Kano T, Hasui K, Nagatomo Y, Yasuda S, Moriki A, Serizawa T, Osano S, Inoue A. Gamma knife surgery for patients with jugular foramen schwannomas: a multiinstitutional retrospective study in Japan. J Neurosurg. 2016;22:1–10.

[13] Peker S, Sengöz M, Kılıç T, Pamir MN. Gamma knife radiosurgery for jugular foramen schwannomas. Neurosurg Rev. 2012;35(4):549–53.

[14] Martin JJ, Kondziolka D, Flickinger JC, Mathieu D, Niranjan A, Lunsford LD. Cranial nerve preservation and outcomes after stereotactic radiosurgery for jugular foramen schwannomas. Neurosurgery. 2007;61(1):76–81.

[15] Huang GY, Zhang JT, Wu Z, Zhang Y, Hao SY, Zhang LW, Jia GJ. Microsurgical treatment for jugular foramen meningiomas [article in Chinese]. Zhonghua Yi Xue Za Zhi. 2012;92(41):2921–3.

[16] Sanna M, Bacciu A, Falcioni M, Taibah A, Piazza P. Surgical management of jugular foramen meningiomas: a series of 13 cases and review of the literature. Laryngoscope. 2007;117(10):1710–9.

[17] George B, Bresson D, Herman P, Froelich S. Chordomas: a review. Neurosurg Clin N Am. 2015;26(3):437–52.

[18] Gui S, Zong X, Wang X, Li C, Zhao P, Cao L, Zhang Y. Classification and surgical approaches for transnasal endoscopic skull base chordoma resection: a 6-year experience with 161 cases. Neurosurg Rev. 2016;39(2):321–33.

[19] Choy W, Terterov S, Ung N, Kaprealian T, Trang A, DeSalles A, Chung LK, Martin N, Selch M, Bergsneider M, Yong W, Yang I. Adjuvant stereotactic radiosurgery and radiation therapy for the treatment of intracranial chordomas. J Neurol Surg B Skull Base. 2016;77(1):38–46.

[20] Sanna M, Bacciu A, Pasanisi E, Piazza P, Fois P, Falcioni M. Chondrosar-comas of the jugular foramen. Laryngoscope. 2008;118(10):1719–28.

[21] Tzortzidis F, Elahi F, Wright DC, Temkin N, Natarajan SK, Sekhar LN. Patient outcome at long-term follow-up after aggressive microsurgical resection of cranial base chondrosarcomas. Neurosurgery. 2006;58(6):1090–8.

[22] Samii A, Gerganov V, Herold C, Gharabaghi A, Hayashi N, Samii M. Surgical treatment of skull base chondrosarcomas. Neurosurg Rev. 2009;32(1):67–75.

[23] Awad M, Gogos AJ, Kaye AH. Skull base chondrosarcoma. J Clin Neurosci. 2016;24:1–5.

[24] Sanna M, Piazza P, De Donato G, Menozzi R, Falcioni M. Combined endovascular-surgical management of the internal carotid artery in complex tympanojugular paragangliomas. Skull Base. 2009;19(1):26–42.

第 8 章　术前肿瘤栓塞
Preoperative Embolization

颈静脉孔区肿瘤（jugular foramen，JF）诊断、治疗均有独特之处，肿瘤可累及颈静脉孔区、颅底、颅后窝及上颈部等多处重要神经血管结构，副神经节瘤是此区最常见同时也是血供最丰富的肿瘤。神经外科、耳鼻咽喉科、介入放射科等各专业医师密切合作提高了颈静脉孔区肿瘤诊断、术前评估和治疗水平，治疗目的是切除肿瘤同时保护脑神经和重要血管，神经放射介入技术为全切肿瘤提供了有力支撑[1]。

1960 年 Luessenhop 和 Spence 首次报道利用栓塞颗粒制剂治疗性栓塞血管[2]。术前栓塞肿瘤的主要目的就是减少术中出血、降低手术并发症风险、有利于全切肿瘤从而防止肿瘤残留复发[3]。

利用 DSA 技术可以安全实施肿瘤栓塞：术前阻断肿瘤血供以减少术中出血风险或配合放疗缩小肿瘤体积，也可帮助无法手术患者缓解症状、提高生存质量[4]。

肿瘤栓塞是一个动态过程，目前可根据肿瘤类型及部位选择各种适用技术阻塞血管。

颗粒栓塞意指利用统一大小、形状颗粒材料机械性阻塞血管，但没有一种颗粒材料能适用于所有类型的栓塞，也不是每次栓塞都能达到预期目标，此时需要考虑多种颗粒材料联合应用或分次栓塞。

尽管曾有文献强调使用 Onix®，但目前最常用的栓塞剂是聚乙烯

醇 [5]。术前必须仔细研究肿瘤血管结构以便评估实施血管栓塞指征。

一、副神经节瘤

1942 年 Guild 在颈静脉球穹窿及鼓岬发现微血管结构，命名为颈静脉球体 [6]。1945 年 Rosenwasser 首次指出血管球瘤与血管球体相关、具有相似性 [7]。

此病常见于女性，男女之比 1 ∶ 6，多见于 30—60 岁。10% 病例呈家族性，为常染色体显性遗传病 [8]。

肿瘤多为单发且生长缓慢，组织学上很难定性恶变，通常根据转移灶判定 [9]。

常见症状包括听力下降、耳鸣、耳痛、眩晕、耳道溢液及出血 [1]。

这些良性肿瘤具有扩张和破坏性生物学行为，累及特定部位时可能危及患者生命，需要联合各种方式积极治疗。

术前血管造影有助于了解肿瘤起源、血供及累及范围，副神经节瘤理想治疗方案通常包括术前栓塞、部分病例联合术前放疗或术后放疗。

典型副神经节瘤主要由咽升动脉供血，其次为枕动脉（图 8-1）。

1973 年 Hekster 首次报道血管球瘤栓塞，此后为了减少手术并发症进行术前栓塞日趋增多 [10]。

颈静脉球瘤术前栓塞的主要目的是一定程度上缩小肿瘤体积并减少术中出血。文献报道栓塞可以减少 80%～90% 的肿瘤血供，栓塞效果评估目前尚无统一标准，减少出血只能依赖术者个人经验。

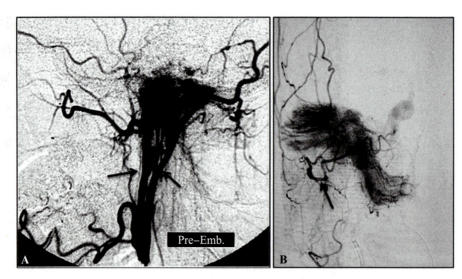

▲ 图 8-1　颈外动脉 DSA 显示颈静脉孔副神经节瘤滋养动脉
A. 咽升动脉；B. 枕动脉

　　Murphy 和 Brackmann 回顾分析 35 例颈静脉球体瘤，其中 18 例实施术前栓塞，术中出血减少、手术时间缩短，但术后神经损伤并无明显减少[11]。

　　此外，栓塞相关并发症也有文献报道。Gaynor 等报道使用 Onyx 栓塞的 11 例患者中 2 例出现脑神经麻痹[5]，减少颗粒用量可以解释这一现象，即栓塞材料可以到达滋养血管的微细结构。尽管目前还缺乏有力证据支持术前栓塞颈静脉球瘤，但临床上已流行使用此技术，未来应该开展可以充分评估栓塞价值的前瞻性研究。我们的策略是术前 3 天利用 Onyx® 或 Gelfoam® 栓塞大中型颈静脉孔副神经节瘤（图 8-2 和图 8-3），可减少术中出血、缩短手术时间，对复发肿瘤也有效（图 8-4）。

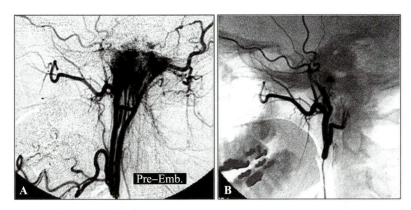

▲ 图 8-2　颈静脉孔副神经节瘤颈外动脉 DSA

A. 栓塞前；B. 栓塞后肿瘤血供明显减少

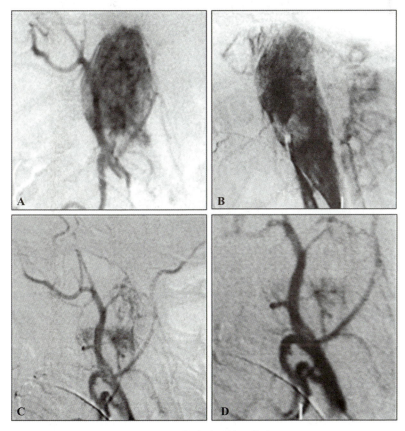

▲ 图 8-3　颈静脉孔副神经节瘤 DSA

A 和 B. 栓塞前；C 和 D. 栓塞后

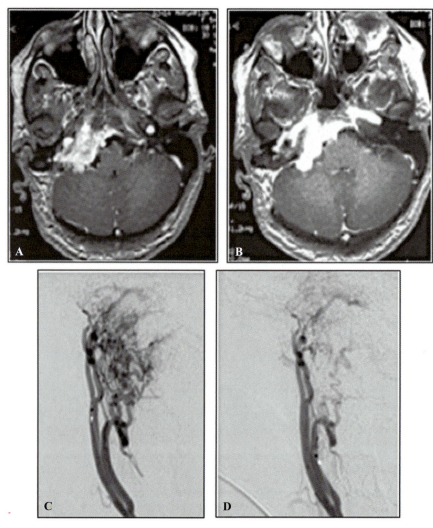

▲ 图 8-4　复发颈静脉孔副神经节瘤

A. 栓塞前；B. 栓塞后

二、神经鞘瘤

神经鞘瘤约占颅内肿瘤的 8%[12]，而起源于颈静脉孔区者十分罕见，仅占颅内神经鞘瘤的 2.9%[13]，可以局限于颈静脉孔，也可以向颅内或颅外扩展。

颈静脉孔区神经鞘瘤可能起源于舌咽神经、迷走神经、副神经或颈静脉孔区交感神经链，但大多病例无法确定肿瘤起源[14]。

以孔内及颅外扩展为主者常导致声音嘶哑和吞咽困难，有时累及副神经首发症状表现为耸肩无力[15]。

手术切除肿瘤是治疗此类病变的主要手段，诸多显露颈静脉孔区的手术入路都是根据肿瘤扩展方向而定[16, 17]。

迄今为止，尚无利用术前栓塞治疗颈静脉孔区神经鞘瘤的报道，因此，手术及放疗被认为是治疗神经鞘瘤的主要手段，新的术前栓塞实验研究应该支持这一观点。

三、脑膜瘤

原发性颈静脉孔区脑膜瘤十分罕见，文献综述报道最大宗病例数不过 10 例而已[18]。

肿瘤确切来源不明。通常肿瘤体积较大，可侵及颈静脉孔、颈静脉窝、颅后窝及上颈部区域。Arnautović 和 Al-Mefty 将其命名为"颈静脉窝脑膜瘤"[19]。多数病例无法分辨病变起源于颈静脉窝或颈静脉孔。Tekkök 等文献综述报道，最常见症状是颈部包块，其次是听力下降和声音嘶哑[20]。

影像学特征：偏心肿瘤侵蚀周围颅底骨质形成硬化骨缘，典型"脑膜尾征"，无血管流空影[20]。

颈静脉孔区组织结构具有发生发展成颅外脑膜瘤的组织胚胎学能力[21]，孔内脑神经无硬脑膜包被，涉及中胚层结缔组织[22]，有人认为蛛网膜颗粒处聚集的蛛网膜细胞与该区域发生脑膜瘤有关[23]。

现行治疗原则：安全、彻底切除病变组织及受累硬膜和骨质；尽管一些偶然发现的小脑膜瘤可以选择密切随访[24]。术前栓塞有助于减少术中出血、缩短手术时间[25]，但栓塞也有风险，如肿瘤出血、栓塞靶区之外大脑缺血、脑水肿、加重肿瘤占位效应、脑积水、脑神经损伤、癫痫及感染[26, 27]。

尽管 20 世纪 70 年代初即首次报道栓塞技术，但迄今应用临床很少[28, 29]。

回顾分析包含 459 例脑膜瘤术前栓塞的 36 项研究发现：1/20 的患者可出现脑神经麻痹和偏瘫等并发症（一过性或持续性）。当然，上述结果未考虑到栓塞的潜在收益：降低了手术并发症[12]。

近期所有评估脑膜瘤术前栓塞效果的研究都未设置未接受栓塞病例大样本对照组，故无法得出明确结论。

术前栓塞技术应用不广泛的原因为，切除颅顶脑膜瘤时可以在术中阻断肿瘤血供。巨大颅底脑膜瘤血供来源于颈内动脉岩骨段、海绵窦段、软脑膜支或椎基底动脉分支，而超选导管难以安全到达这些血管。笔者认为只有少数血供丰富、供血动脉众多的颈静脉孔区脑膜瘤才能从术前栓塞中获益，因此神经外科医师应当仔细研究患者各级血管情况、制订有效控制血管计划[28]，为达目标，应积累大量病例分析总结进而明确脑膜瘤术前栓塞指征。

参考文献

[1] Ramina R, Maniglia JJ, Fernandes YB, Paschoal JR, Pfeilsticker LN, Neto MC, Borges G. Jugular foramen tumors: diagnosis and treatment. Neurosurg Focus. 2004;17, E5.

[2] Luessenhop AJ, Spence WT. Artifi cial embolization of the cerebral arteries for treatment of arteriovenous malformations. JAMA. 1960;172:1153–5.

[3] Tasar M, Yetiser S. Glomus tumors: therapeutic role of selective embolization. J Craniofac Surg. 2004;15:497–505.

[4] Kingsley D, O'Connor AF. Embolization in otolaryngology. J Laryngol Otol. 1982;96:439–50.

[5] Gaynor BG, Elhammady MS, Jethanamest D, Angeli SI, Aziz-Sultan MA. Incidence of cranial nerve palsy after preoperative embolization of glomus jugulare tumors using Onyx. J Neurosurg. 2014;120:377–81.

[6] Glasscock MF, Jackson CG. Neurologic skull base surgery for glomus tumors. Laryngoscope. 1993;103(60):1–71.

[7] Young NM, Wiet RJ, Russel EJ, Monsell EM. Superselective embolization of glomus jugulare tumors. Ann Otol Rhinol Laryngol. 1988;97:613–20.

[8] van Baars F, van den Broek P, Cremers C, Veldman J. Familial non-chromaffinic paragangliomas. Clinical aspects. Laryngoscope. 1981;91:988–96.

[9] Schwaber MK, Glasscock ME, Nissen AJ, Jackson CG, Smith PG. Diagnosis and management of catecholamine secreting glomus tumors. Laryngoscope. 1984;94:1008–15.

[10] Hekster RE, Luyendijk W, Matricali B. Transfemoral catheter embolization: a method of treatment of glomus jugulare tumors. Neuroradiology. 1973;5:208–14.

[11] Murphy TP, Brackmann DE. Effects of preoperative embolization on glomus jugulare tumors. Laryngoscope. 1989;99:1244–7.

[12] Goldenberg RA, Gardner G. Tumors of the jugular foramen: surgical preservation of neural function. Otolaryngol Head Neck Surg. 1991;104:129.

[13] Crumley RL, Wilson C. Schwannomas of the jugular foramen. Laryngoscope. 1984;94:772–8.

[14] Kaye AH, Hahn JF, Kinney SE, Hardy Jr RW, Bay JW. Jugular foramen schwannomas. J Neurosurg. 1984;60:1045–53.

[15] Raquet F, Mann W, Maurer J, Gilsbach J. Functional deficits of caudal cranial nerves after surgery of tumors in the foramen juguiare: a long-term follow-up study [in German]. Laryngorhino-otologie. 1991;70:284–8.

[16] Jackson CG, Cueva RA, Thedinger BA, Glasscock 3rd ME. Cranial nerve preservation in lesions of the jugular fossa. Otolaryngol Head Neck Surg. 1991;105:687–93.

[17] Maniglia AJ, Chandler JR, Goodwin Jr WJ, Parker Jr JC. Schwannomas of the parapharyngeal space and jugular foramen. Laryngoscope. 1979;89:1405–14.

[18] Ramina R, Neto MC, Fernandes YB, Aguiar PH, de Meneses MS, Torres LF. Meningiomas of the jugular foramen. Neurosurg Rev. 2006;29:55–60.

[19] Arnautović KI, Al-Mefty O. Primary meningiomas of the jugular fossa. J Neurosurg. 2002;97:12–20.

[20] Tekkök IH, Ozcan OE, Turan E, Onol B. Jugular foramen meningioma. Report of a case and review of the literature. J Neurosurg Sci. 1997;41:283–92.

[21] Hoye SJ, Hoar Jr CS, Murray JE. Extracranial meningioma presenting as a tumor of the neck. Am J Surg. 1960;100:486–9.

[22] Ayeni SA, Ohata K, Tanaka K, Hakuba A. The microsurgical anatomy of the jugular foramen.

J Neurosurg. 1995;83:903–9.

[23] Molony TB, Brackmann DE, Lo WW. Meningiomas of the jugular foramen. Otolaryngol Head Neck Surg. 1992;106:128–36.

[24] Nakamura M, Roser F, Michel J, Jacobs C, Samii M. The natural history of incidental meningiomas. Neurosurgery. 2003;53:62–71.

[25] Chun JY, McDermott MW, Lamborn KR, Wilson CB, Higashida R, Berger MS. Delayed surgical resection reduces intraoperative blood loss for embolized meningiomas. Neurosurgery. 2002;50:1231–7.

[26] Burkhardt JK, Zinn PO, Graenicher M, Santillan A, Bozinov O, Kasper EM, Krayenbühl N. Predicting postoperative hydrocephalus in 227 patients with skull base meningioma. Neurosurg Focus. 2011;30, E9.

[27] Carli DF, Sluzewski M, Beute GN, van Rooij WJ. Complications of particle embolization of meningiomas: frequency, risk factors, and outcome. AJNR Am J Neuroradiol. 2010;31:152–4.

[28] Shah AH, Patel N, Raper DM, Bregy A, Ashour R, Elhammady MS, Aziz-Sultan MA, Morcos JJ, Heros RC, Komotar RJ. The role of preoperative embolization for intracranial meningiomas. J Neurosurg. 2013;119:364–72.

[29] Manelfe C, Guiraud B, David J, Eymeri JC, Tremoulet M, Es-pagno J, Rascol A, Géraud J. Embolization by catheterization of intracranial meningiomas. Rev Neurol. 1973;128:339–51.

第9章 手术入路与术后处理
Surgical Treatment and Postoperative Management

一、手术入路

Fisch 发明的颞下窝入路常用于处理血管球瘤[1]，颞下窝入路分为 3 种类型对应处理不同区域病变，主要内容包括乳突切除、面神经移位和外中耳封闭（导致传导性聋）等。A 型入路主要用于切除颈静脉孔区副神经节瘤、神经鞘瘤和脑膜瘤。通过彻底乳突根治、解剖颈部，使面神经前移。此入路可显露颞下窝、颈静脉孔区及颈内动脉（internal carotid artery，ICA）垂直段。对于侵犯颅内较多者（≥ 2cm）建议分期切除；B 型入路主要用于切除岩尖和中斜坡病变（如岩尖胆脂瘤、脊索瘤、胆脂瘤及某些脑膜瘤），此入路可显露颈内动脉水平段、岩尖、颞下窝上部及卵圆孔；C 型入路主要用于切除鼻咽纤维血管瘤和部分鼻咽癌。

我们治疗颈静脉孔区肿瘤的策略与 Fisch 不同。我们的经验是组建一个包括神经外科、头颈外科、耳外科、神经放射、血管介入和 ICU 专家的多学科团队，才可能实现一期手术彻底切除病变、同时最大限度保留神经功能（图 9-1）。多学科团队应做好准备应对各种手术难题及术后并发症，包括重建受累的颈内动脉、建立颈内动脉与大脑中动脉之间的高流量或低流量旁路、重建受损脑神经、修复因肿瘤侵犯或手术切除造成的巨大颅底骨质缺损、切除累及脑干及颅内血管的肿瘤

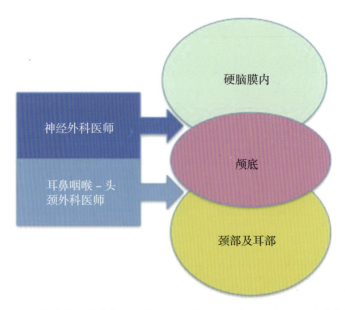

▲ 图 9-1 颈静脉孔区肿瘤起源于颅底，可能累及耳部、颈部及硬脑膜内等区域

等 [2-4]。鼓室球瘤仅累及中耳并不累及颈静脉孔：鼓岬表面小肿瘤经外耳道入路即可切除；肿瘤较大者则可通过耳后切口、开放乳突和面隐窝到达中耳切除。上述肿瘤并不涉及颈静脉孔区和颅后窝，故不在本章讨论之列。

　　根据颈静脉孔区肿瘤范围我们采用 2 种手术入路 [5-8]：①改良乙状窦后入路，主要适用于肿瘤累及颅内，但未累及颈部和颈内动脉者。通过磨除颈静脉孔和乳突后壁，显露乙状窦、面后气房、半规管和下鼓室，切除累及颈静脉孔、乳突和中耳的肿瘤。此入路常用于切除脑膜瘤、神经鞘瘤、脊索瘤、软骨肉瘤和部分副神经节瘤。②颅 - 颈入路，适用于肿瘤延伸至颈部、咽后间隙累及斜坡、颈内动脉、椎动脉、颈静脉球、颈内静脉（IJV）者，此入路常用于切除副神经节瘤、神经鞘瘤、巨大脑膜瘤等。

（一）乙状窦后入路

体位可以是半坐位（德国图宾根大学推荐）（图 9-2）、仰卧位或"乳突位"（巴西库里蒂巴神经研究所推荐）（图 9-3）或"公园长椅位"。麻醉师应检查双侧颈部、测量颈静脉压避免空气栓塞。仰卧转头约 30°、略拉伸颈部，肩下垫枕避免因过度转头压迫颅颈交界处椎动脉。检查对侧颈内静脉确保未受压迫（图 9-4）。

半坐位需双膝轻弯、双腿高于心脏水平（图 9-5），头转向患侧

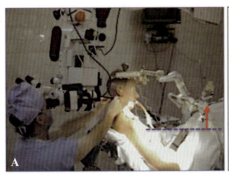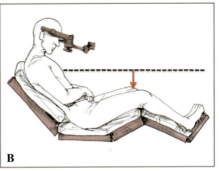

▲ 图 9-2　乙状窦后入路手术半坐位及坐位体位

A. 患者半坐位，双腿需固定于高于心脏水平位置，这样可以避免空气栓塞；B. 坐位，双腿低于心脏水平

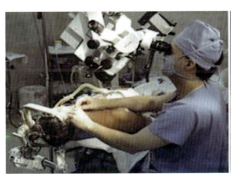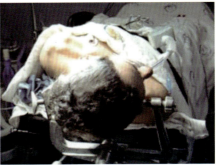

▲ 图 9-3　患者仰卧位，头部转向对侧

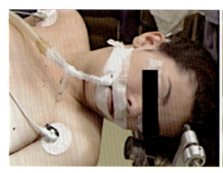
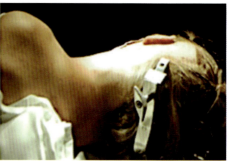

▲ 图9-4　患者仰卧位头部向对侧轻度伸展，肩下垫枕避免头部过度扭转

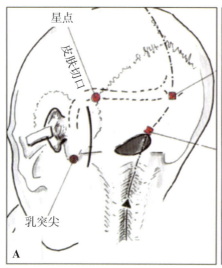
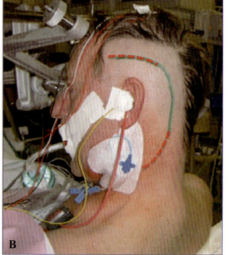

▲ 图9-5　患者半坐位

A. 皮肤切口；B. 切口可延伸至颞骨和颈部相关区域

30°，屈曲拉伸颈部。术中持续监测双侧体感诱发电位（SEP），利用食管超声心动图或心前区多普勒监测有无空气栓塞，神经电生理监测第Ⅴ、Ⅵ、Ⅶ、Ⅷ、Ⅸ、Ⅹ、Ⅺ和Ⅻ对脑神经（图9-6至图9-8）。

　　距耳后沟5cm做耳后切口（直线或微弯），向下经乳突尖后2cm延伸至上颈部（图9-9），根据肿瘤范围决定是否向下延伸切口。分离头

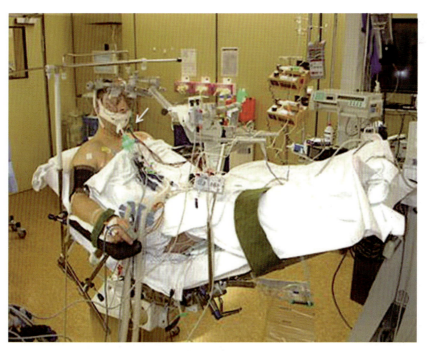

▲ 图 9-6　食管超声心动图和心前区多普勒用于监测术中空气栓塞的发生

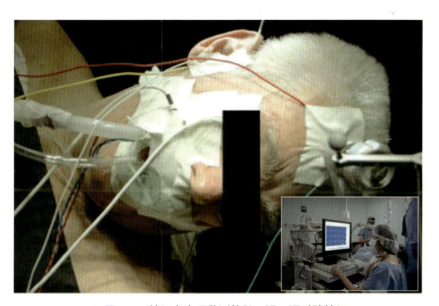

▲ 图 9-7　神经电生理监测第 V、Ⅶ、Ⅷ对脑神经

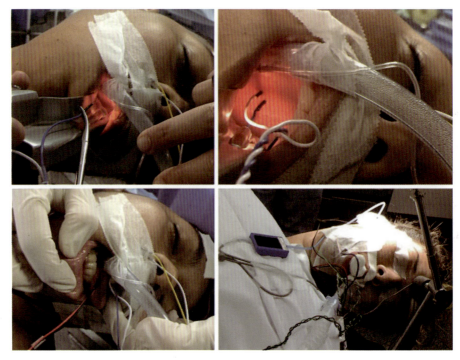

▲ 图 9-8　神经电生理监测后组脑神经

皮及骨膜，垂直切开颞肌及筋膜，显露枕骨、星点及乳突后区域，放置自动牵开器（图 9-10）。利用神经导航系统辅助在横窦和乙状窦交汇处（通常位于星点）颅骨钻孔（图 9-11）。制作直径 4cm 骨窗（图 9-12）：利用高速金刚钻磨除骨质显露横窦及乙状窦；利用咬骨钳切除部分枕骨鳞部显露颈静脉球；硬脑膜与枕骨粘连者（老人）也可实施颅骨切除术。电凝并切断乳突导静脉；半坐位显露静脉窦和导静脉时需注意避免空气栓塞；颈部静脉压或 Valsalva 动作可帮助确定静脉出血。乙状窦小裂口可直接缝合修补或利用肌肉筋膜和纤维蛋白胶修复（图 9-13），避免利用止血材料或肌肉填塞漏口闭塞静脉窦。利用骨蜡或肌肉加纤维蛋白胶填塞开放的乳突气房。切开硬膜前应静脉输入甘露醇。显微

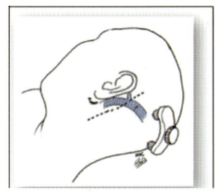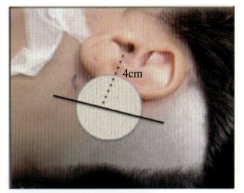

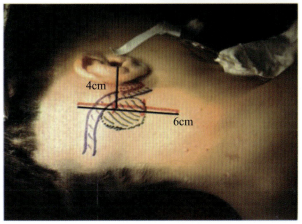

▲ 图 9-9 皮肤切口

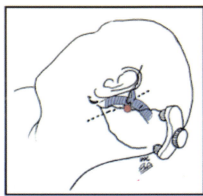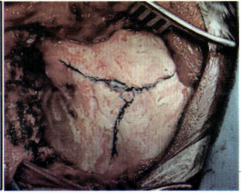

▲ 图 9-10 定位星点

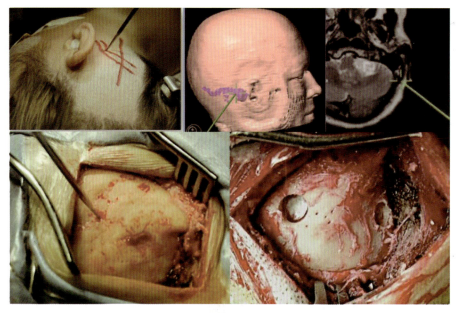

▲ 图 9-11　神经导航定位乙状窦与横窦交汇处

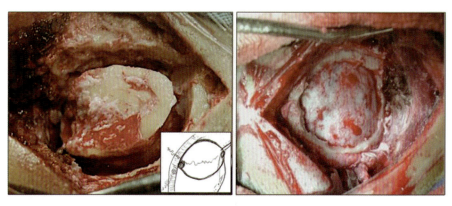

▲ 图 9-12　乙状窦后颅骨切开术

镜下做平行乙状窦的 C 形脑膜切口（图 9-14）；轻度外压小脑，开放小脑延髓池，降低颅后窝脑脊液压力；操作过程中利用棉条或胶条保护小脑，防止撕裂；使用脑牵开器的目的是保护小脑而不是压缩小脑。肿瘤最常累及或侵犯后组脑神经，第Ⅵ、Ⅶ、Ⅷ对神经，小脑后下动

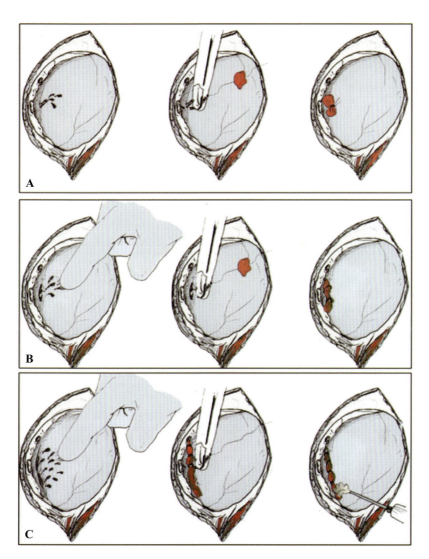

▲ 图 9-13　A. 导静脉损伤的处理方法；B. 乙状窦轻微损伤的处理方法；C. 乙状窦严重损伤的处理方法

脉（PICA），椎动脉和脑干等常与肿瘤包膜粘连（图 9-15）；脑膜瘤、副神经节瘤和侵袭性肿瘤可包裹甚至浸润第Ⅸ、Ⅹ、Ⅺ对脑神经。显露颈静脉球后壁或颈静脉孔（图 9-16），在颈静脉孔后唇 C 形切开硬脑膜，利用高速金刚钻磨开颈静脉孔（图 9-17）。在神经电生理监测下仔

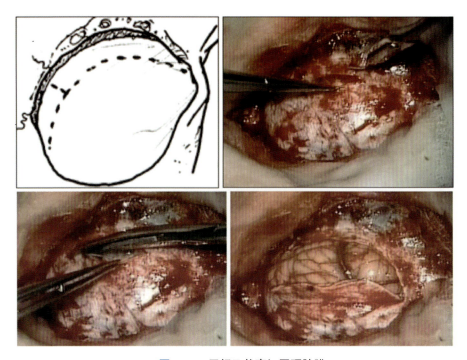

▲ 图 9-14　平行乙状窦切开硬脑膜

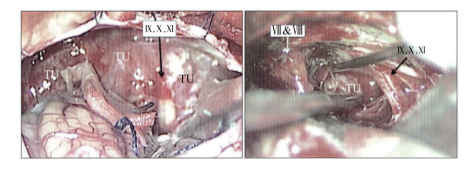

▲ 图 9-15　巨大颈静脉孔区脑膜瘤，从肿瘤包膜分离后组脑神经

细解剖颈静脉孔内神经结构，避免损伤神经及颈静脉球；使用内镜有助于分离颈静脉孔内的肿瘤与脑神经（图 9-18）。如果神经虽然受累但患者术前并无症状，不必追求全切肿瘤；这些良性病变如果术后随访

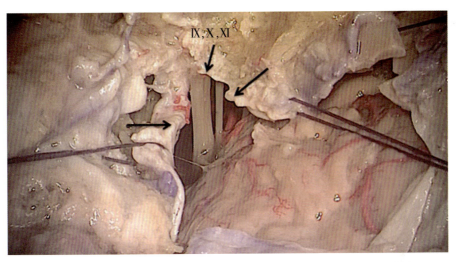

▲ 图 9-16　解剖标本显示乙状窦后入路开放颈静脉孔（箭）显露后组脑神经

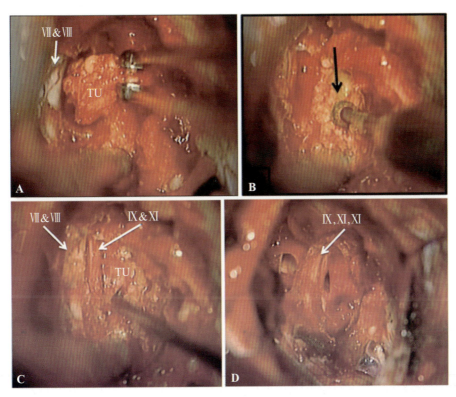

▲ 图 9-17　A. 颈静脉孔区脑膜瘤（TU）；B. 硬脑膜内磨开颈静脉孔（箭）；C. 将肿瘤从后组脑神经上解剖分离；D. 肿瘤完全切除

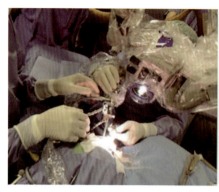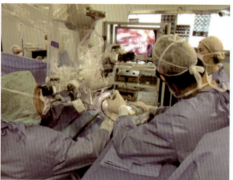

▲ 图 9-18　内镜辅助显微镜切除颈静脉孔区脑膜瘤

发现残余肿瘤增大可补充放射外科治疗。实性肿瘤可先进行囊内切除；轻柔分离肿瘤包膜，显露肿瘤与周围结构之间的蛛网膜界面；电凝硬膜附着处，囊内分块切除肿瘤。与实性肿瘤不同，囊性神经鞘瘤与脑神经粘连紧密，要先定位蛛网膜界面，避免切开囊腔[9-11]；抽空囊液后谨慎锐性分离蛛网膜界面，分离囊壁与周围结构（图 9-19）。切除肿瘤后连续水密缝合硬脑膜。复位骨瓣、利用微型钢板固定或利用有机玻璃实施颅骨成形术。常规缝合切口，无须放置引流。

（二）颅 – 颈入路

1. 患者体位和皮肤切口

与麻醉师商量患者体位，经鼻插管，有深静脉血栓风险者需间断加压双下肢。颅—颈入路患者体位为仰卧位，头部略微伸展固定在 Mayfield 头架上，向对侧转动 30°～45°（图 9-20）。升高患侧肩膀但不要压迫对侧颈内静脉（图 9-21）。检查患者身体接触手术台所有位点，避免长时间手术造成压疮。插入鼻饲管。根据肿瘤侵犯范围神经电生理监测第 V、VI、VII、VIII、IX、X、XI、XII 对脑神经及双侧体感诱导

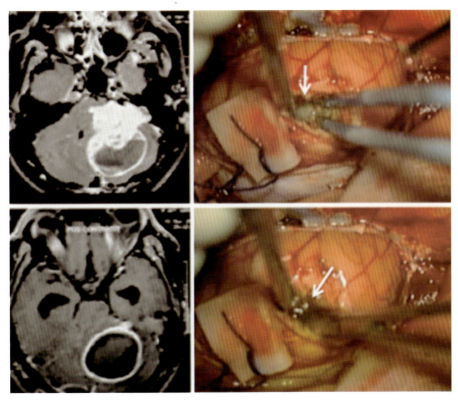

▲ 图 9-19　颈静脉孔区的巨大囊性神经鞘瘤，经小脑减压肿瘤包囊（箭）

反应（somatosensory evoked responses，SAEP）。检查神经导航所有参数。

　　C 形切口：从颞区开始自颧弓上方大约 5cm、绕过耳郭和下颌角、向下延伸至颈部褶皱 [越过胸锁乳突肌（sternocleidomastoid muscle，SCM）附着处]（图 9-22）。定位并解剖耳大神经（图 9-23），面神经受累而必须切除者可移植耳大神经重建面神经功能。向前翻转皮瓣显露颞肌筋膜、外耳道、乳突尖及胸锁乳突肌前缘（图 9-24）。如果肿瘤侵犯中耳、破坏听骨链、累及外耳道，可在骨 - 软骨结合处切断外耳道，双层缝合外耳道避免术后脑脊液耳漏（图 9-25）。

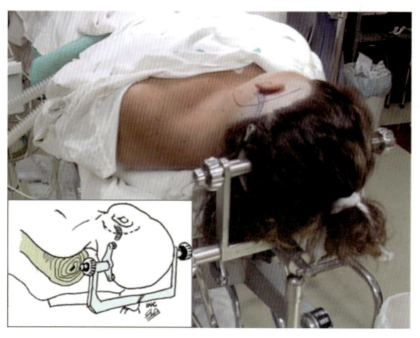

▲ 图 9-20　颅 - 颈入路处理颈静脉孔病变时患者的体位

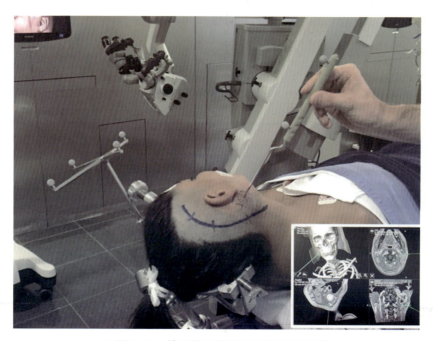

▲ 图 9-21　神经导航系统用于确定肿瘤边界

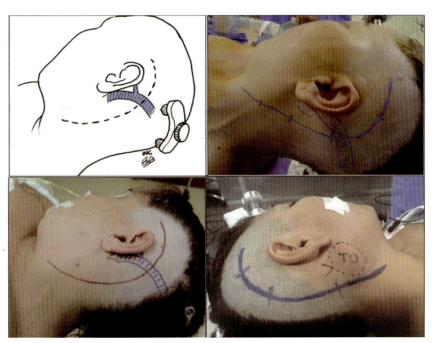

▲ 图 9-22　颅 - 颈入路 C 形皮肤切口

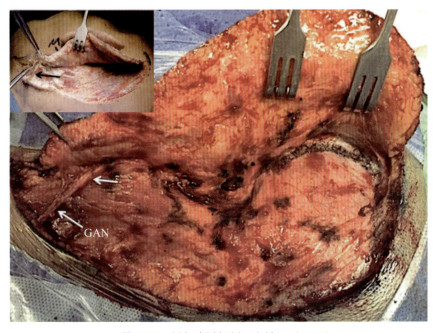

▲ 图 9-23　掀起皮瓣解剖耳大神经（GAN）

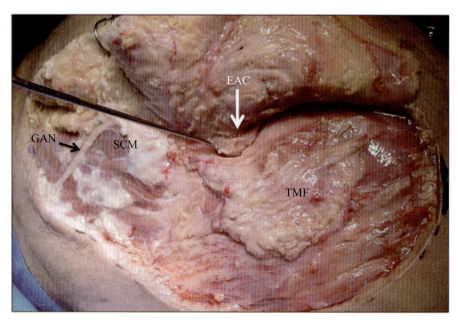

▲ 图 9-24　解剖标本展示胸锁乳突肌（SCM）前缘、外耳道（EAC）、颞肌筋膜（TMF）和耳大神经（GAN）

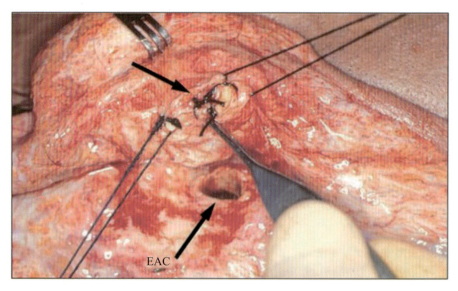

▲ 图 9-25　在骨软骨结合处切断外耳道（EAC），行双层缝合外耳道（箭）

2. 颅底重建

为了充分显露颈静脉孔，需要广泛切除颅底骨质（乳突根治术、颅骨切开术、寰椎横突切除等），可导致大范围颅底缺损。颅 - 颈入路主要并发症之一就是术后脑脊液漏，有计划的颅底重建策略非常重要，可避免形成脑脊液瘘管。利用带蒂组织瓣修复颅底缺损是一项新开发的颅底重建技术[1]，可减少脑脊液漏的发生并具有良好美容效果。颅底手术巨大缺损需要 3 个层面修复。第一层面是水密缝合硬脑膜，在显微镜下完成；如果硬脑膜受侵被切除，可移植颞肌筋膜并辅以纤维蛋白胶；避免切取腹部脂肪，因为额外腹部皮肤切口增加术后感染风险。另一层面是利用颞肌筋膜、颈筋膜和胸锁乳突肌。切开、分离颞肌筋膜，贴近外耳道、乳突尖切开颈筋膜，将颞肌筋膜连带颈筋膜向下分离至胸锁乳突肌（图 9-26），颞肌筋膜和颈筋膜附着于胸锁乳突肌。颈

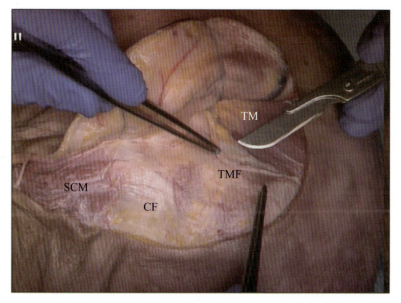

▲ 图 9-26　解剖标本：分离颞肌筋膜（TMF）、颈筋膜（CF）和胸锁乳突肌（SCM）
　　　　　　TM. 颞肌

部解剖胸锁乳突肌，将其从乳突尖分离，将这个巨大带蒂肌肉－筋膜瓣转向后方（图 9-27）。从颞鳞分离颞肌，翻转颞肌覆盖硬脑膜及乳突腔（第二层带蒂组织瓣）（图 9-28 和图 9-29）。如果颞肌瓣长度不够，可以在其表面做一松解切口，在保证肌瓣血供前提下覆盖硬脑膜和乳突腔（图 9-30），将颞肌瓣与颈筋膜和腮腺筋膜缝合。最后将巨大的肌肉－筋膜瓣复位，通过小孔缝合固定于颅骨，覆盖整个术野（图 9-31和图 9-32）。胸锁乳突肌轮廓得以保留，术后美容效果极好（图 9-33）。完成计划好的颅底重建之后，下一个手术步骤是解剖颈部。

3. 颈部解剖

解剖耳大神经至腮腺处，保持其完整性。结扎并切断颈外静脉、面总静脉。拉开胸锁乳突肌，定位二腹肌，此肌为颈部重要解剖标志

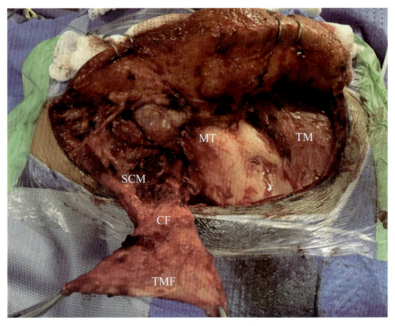

▲ 图 9-27　解剖颞肌筋膜（TMF）、颈筋膜（CF）和胸锁乳突肌（SCM），形成一个巨大带蒂肌肉筋膜瓣

TM. 颞肌；MT. 乳突尖

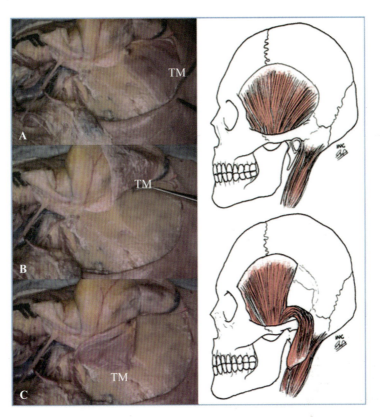

▲ 图 9-28 解剖标本展示分离和翻转颞肌（TM）（对照右侧示意图）

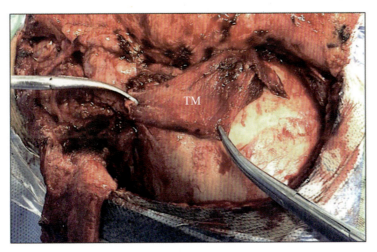

▲ 图 9-29 切开后 1/3 的 TM，向下翻转，覆盖手术缺损

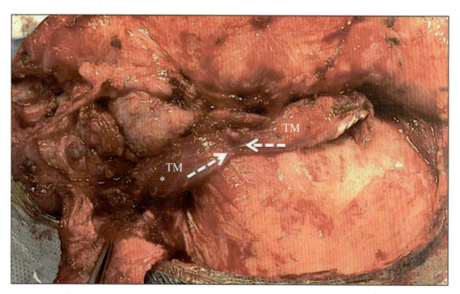

▲ 图 9-30 如果 TM 太短，可行"松解切口"（箭），翻转带蒂颞肌瓣（*）覆盖手术区域

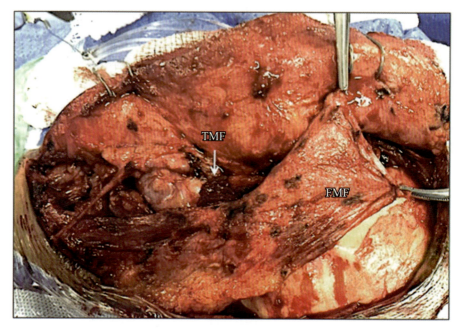

▲ 图 9-31 巨大带蒂肌肉筋膜瓣（FMF）复位，覆盖已被颞肌瓣（TMF）覆盖手术区域

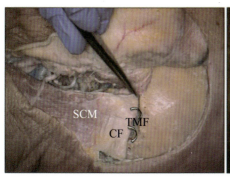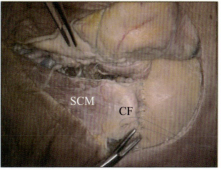

▲ 图 9-32　解剖表面

A. 翻转颞肌筋膜瓣（TMF）覆盖向下翻转的颞肌；B. 颈筋膜瓣（CF）与枕骨缝合。
SCM. 胸锁乳突肌

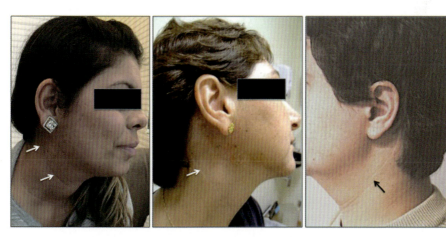

▲ 图 9-33　使用带蒂筋膜肌肉瓣进行颅底重建后美容效果，箭所示为皮肤切口

（图 9-34）。面神经位于二腹肌上缘，舌下神经位于二腹肌后下缘。二腹肌后腹、肩胛舌骨肌上腹和胸锁乳突肌前缘围成颈动脉三角，可容纳颈鞘、颈内静脉及颈深淋巴结等。识别颈部主要血管，如颈总动脉、颈内动脉、颈外动脉及分支、颈内静脉等（图 9-35）。将二腹肌自乳突沟分离并翻转向下，手术结束时可用于填塞乳突腔和颈静脉孔（图 9-36）。舌下神经经下颌下区到达舌体，在下颌下区可定位颈襻（图

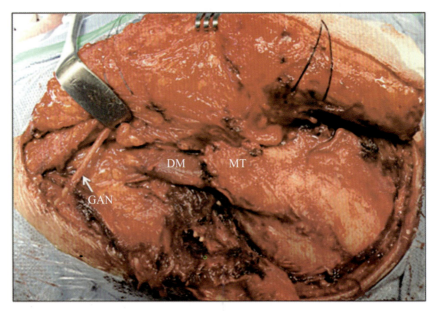

▲ 图 9-34　解剖颈部显露二腹肌（**DM**）

MT. 乳突尖；GAN. 耳大神经

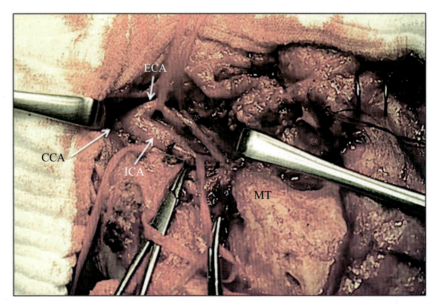

▲ 图 9-35　颈部解剖，包括颈总动脉（**CCA**）、颈外动脉（**ECA**）、颈内动脉（**ICA**）

MT. 乳突尖

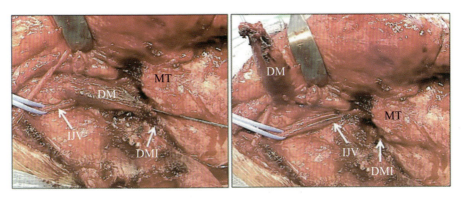

▲ 图 9-36　颈部解剖，自乳突附着处切开二腹肌（**DM**）

DMI. 乳突二腹肌切迹；IJV. 颈内静脉；MT. 乳突尖

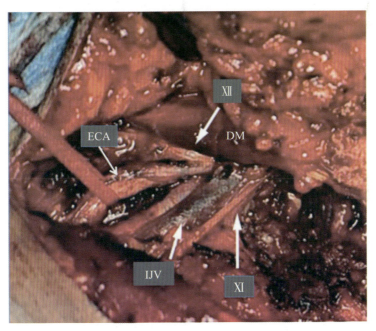

▲ 图 9-37　颈部解剖，解剖副神经和舌下神经

ECA. 颈外动脉；IJV. 颈内静脉；DM. 二腹肌

9-37）。迷走神经和交感干位于颈总动脉的后外方（图 9-38）。电凝并切断枕动脉。定位第 1 颈椎（寰椎）横突，副神经紧贴横突下方经过，多经颈内静脉表面进入胸锁乳突肌（图 9-39）。寰椎横突是解剖副神经

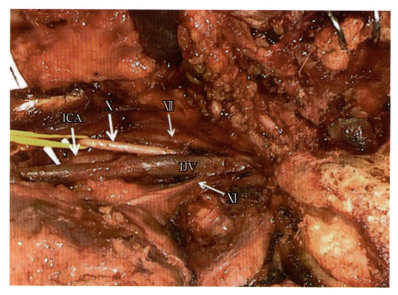

▲ 图 9-38　颈部解剖：解剖迷走神经

ICA. 颈内动脉；IJV. 颈内静脉

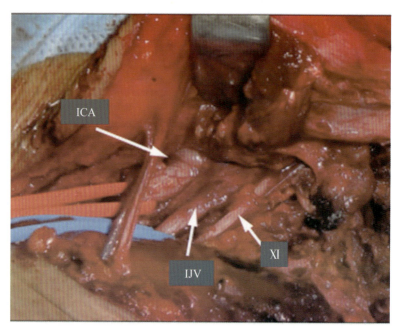

▲ 图 9-39　颈部解剖：解剖位于颈内静脉表面的副神经

ICA. 颈内动脉；IJV. 颈内静脉

和椎动脉的"关键点"(图 9-40)。切断头上斜肌、头下斜肌附着寰椎横突处,定位寰椎板的椎动脉沟;使用咬骨钳去除寰椎横突(图 9-41)。椎动脉常被巨大静脉丛包绕;仔细解剖静脉丛,尽量避免出血,可利用双极电凝和速即纱(Surgicel®)止血。从横突孔游离椎动脉并向后翻转(图 9-42),此操作配合切除寰椎横突可拓宽显露颈静脉孔的通道。舌咽神经自颈静脉孔出颅,在颈内动脉前外侧下行。解剖颈内静脉上至颈静脉孔,解剖颈内动脉上至颅底,肿瘤常压迫或侵犯此血管。建议在显微镜下仔细解剖以上部位,如果解剖时出现血管痉挛,可在颈内动脉周围放置浸有罂粟碱的棉球缓解症状。

4. 处理面神经

在茎乳孔定位面神经,乳突尖、二腹肌后腹、"耳屏软骨尖"和鼓乳缝等解剖标志有助于定位面神经(图 9-43)[2, 3, 12],茎突下颌动脉位于面神经表面。解剖颞骨段面神经骨管:面神经未受累时位于面神经

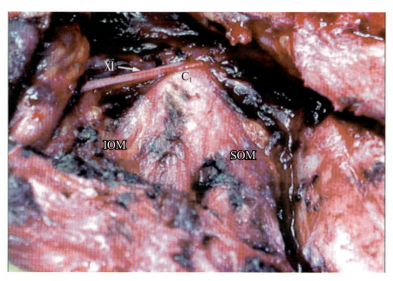

▲ 图 9-40　颈部解剖:解剖寰椎横突

Ⅺ. 副神经;SOM. 头上斜肌;IOM. 头下斜肌

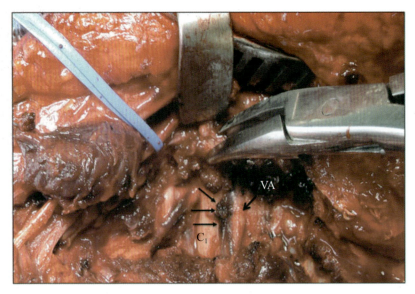

▲ 图 9-41　切除寰椎横突

VA. 椎动脉；寰椎椎板上的细小的椎动脉沟（箭）

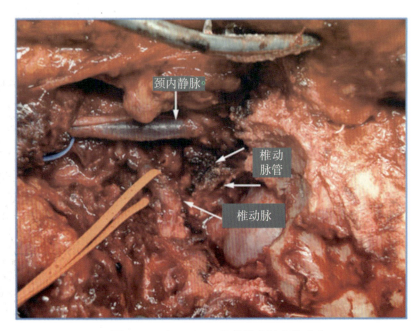

▲ 图 9-42　从 C_1 和 C_2 的椎管中游离椎动脉

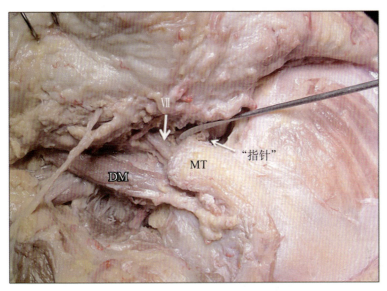

▲ 图 9-43　解剖标本展示面神经颅外段的解剖标志

DM. 二腹肌；MT. 乳突尖；"指针". 外耳道软骨

骨管内（图 9-44），应尽量避免移位面神经，因多数患者术后出现暂时性面神经麻痹。18 例面神经移位者术后 1 个月评估时 10 例（56%）出现面瘫（HBV 或 Ⅵ 级），术后 1 年评估时 6 例（60%）恢复至 HB 分级 Ⅲ 或 Ⅳ 级[13]。副神经节瘤和脑膜瘤常侵犯面神经，此时需切除面神经、移植耳大神经或腓肠神经（图 9-45 和图 9-46）。

5. 颞骨解剖

完成乳突根治：显露鼓窦、听骨链、乙状窦、岩上窦、迷路和窦脑膜角（图 9-47 至图 9-49），根据肿瘤侵犯程度调整显露范围。外半规管和砧骨短脚是面神经定位标志（图 9-50）。利用大号金刚钻轮廓化乳突段面神经、小刮匙撬掉面神经骨壳。磨除面后气房，在面神经前后切除侵入乳突内肿瘤。完全轮廓化乙状窦与颈静脉球。肿瘤累及外耳道时磨除外耳道前后壁（图 9-51）。颈静脉孔副神经节瘤常经下鼓室

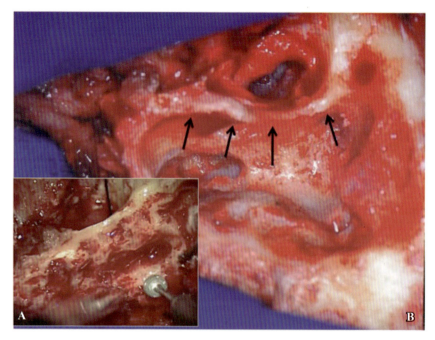

▲ 图 9-44　解剖面神经乳突段

A. 磨除面后气房；B. 如果面神经未被侵犯，则将其保留在面神经骨管内（箭）

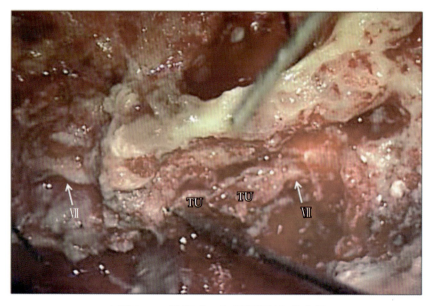

▲ 图 9-45　肿瘤（**TU**）侵犯面神经乳突段

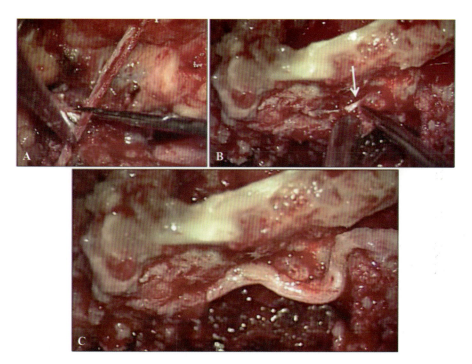

▲ 图 9-46　**A.** 切取耳大神经；**B.** 切断面神经（箭）；**C.** 移植耳大神经

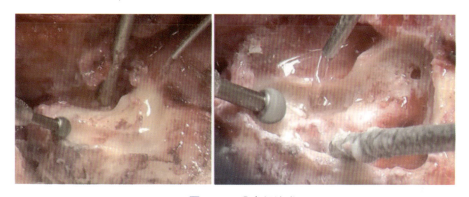

▲ 图 9-47　乳突根治术

侵犯中耳、外耳（图 9-52），中耳受累者切除鼓、咽鼓管、乳突气房。颈内动脉穿行颞骨，位于颈静脉孔前方、咽鼓管内侧，磨除鼓骨可充分显露颈内动脉（远端控制颈内动脉）（图 9-53）。副神经节瘤和脑膜

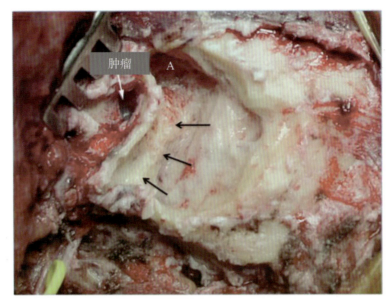

▲ 图 9-48　乳突根治，保留面神经骨管（箭）

A. 鼓窦

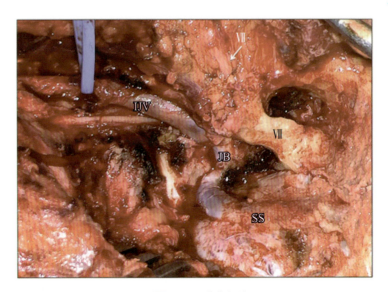

▲ 图 9-49　乳突根治

Ⅶ. 面神经；SS. 乙状窦；JB. 颈静脉球；IJV. 颈内静脉

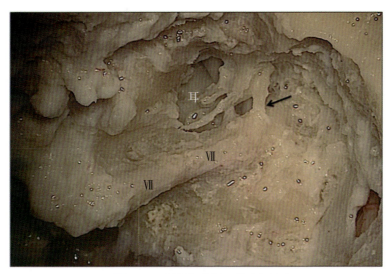

▲ 图 9-50　解剖标本展示乳突根治术

砧骨短突（箭）提示面神经位置

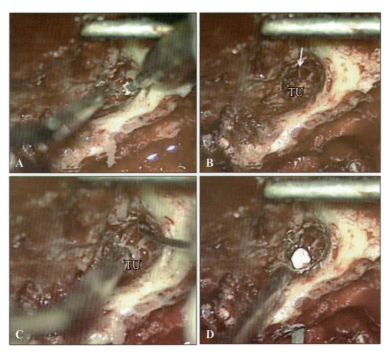

▲ 图 9-51　**A.** 磨除外耳道后壁；**B.** 耳部肿瘤（**TU**）及颈内动脉鼓室支（箭）；**C.** 切除肿瘤；**D.** 连通下鼓室与耳部

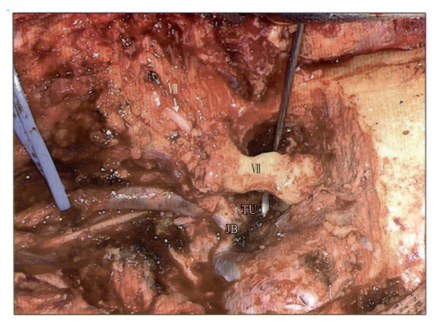

▲ 图 9-52 弯钩显示肿瘤自颈静脉孔经下鼓室侵犯耳部

JB. 颈静脉球及肿瘤（TU）；Ⅶ. 面神经

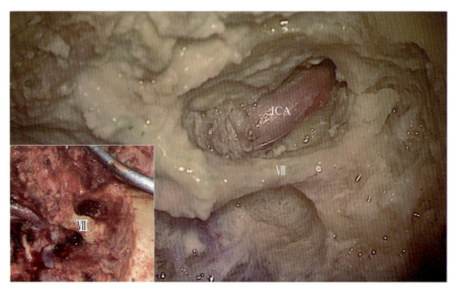

▲ 图 9-53 解剖标本显示颞骨中颈内动脉（ICA）位置

左下插图为术中所见；Ⅶ. 面神经

瘤可能由颈内动脉颈鼓支供血，利用双极电凝截断供血动脉。

6. 颅骨开窗、打开颈静脉孔

乙状窦后区域制作直径 3cm 骨窗（图 9-54），显露乙状窦后硬脑膜，电凝乳突导静脉，利用金刚钻轮廓化乙状窦，再用刮匙去除乙状窦表面骨壳，沿乙状窦向下追踪到颈静脉球。利用金刚钻磨除面后气房及乳突尖，显露乙状窦前方硬脑膜。利用 Kerrison 咬骨钳广泛切除颈静脉球后壁骨质，使颈静脉球与颈内静脉连成一体（图 9-55 和图 9-56）。

7. 切除硬膜外肿瘤

肿瘤阻塞颈静脉球者（多为副神经节瘤和脑膜瘤）可结扎乙状窦：分别在乙状窦前、后远离岩上窦处做硬膜小切口（图 9-57），乙状窦深面放置脑棉保护小脑，利用蚊式钳经乙状窦深面牵引出两条丝线，结扎乙状窦（图 9-58 至图 9-60）。双丝线结扎并切断颈内静脉

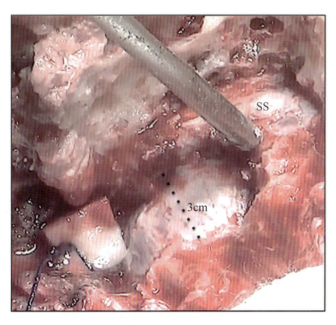

▲ 图 9-54　乙状窦后颅骨开窗（直径 3cm）
SS. 乙状窦

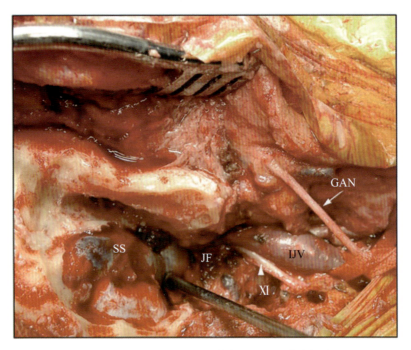

▲ 图 9-55　显露右侧颈静脉孔（JF）硬膜外部分

SS. 乙状窦；IJV. 颈内静脉；GAN. 耳大神经

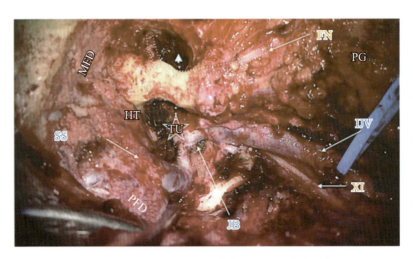

▲ 图 9-56　完成右侧颈静脉孔（JF）硬膜外入路

FN. 面神经；PG. 腮腺；IJV. 颈内静脉；XI. 第 XI 对脑神经；JB. 颈静脉球；PFD. 颅后窝脑膜；SS. 乙状窦；HT. 下鼓室；MFD. 颅中窝脑膜

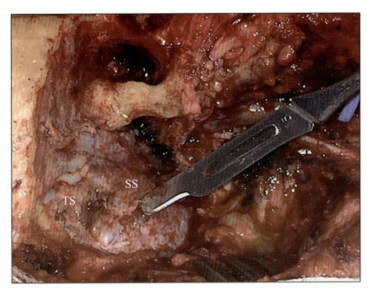

▲ 图 9-57　结扎乙状窦，分别在乙状窦（SS）前后方做脑膜切口
TS. 横窦

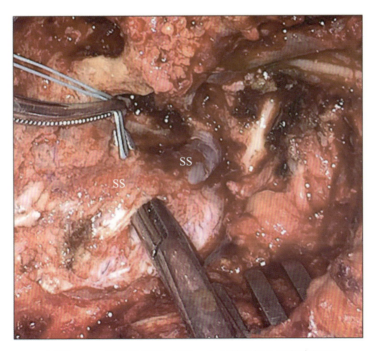

▲ 图 9-58　结扎乙状窦（SS），小血管钳插入乙状窦深面

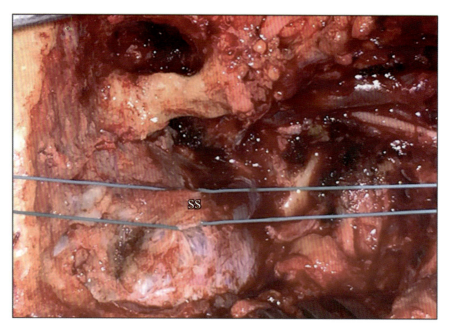

▲ 图 9-59　结扎乙状窦（SS），双丝线结扎乙状窦

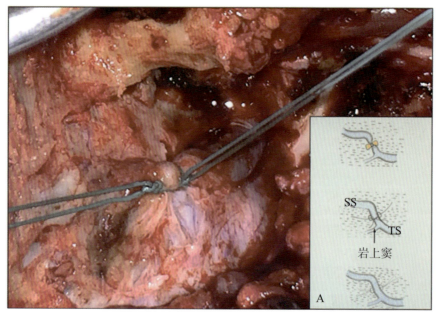

▲ 图 9-60　结扎乙状窦（SS），在岩上窦（A）下方双丝线结扎乙状窦
TS. 横窦

（图 9-61），缝扎颈内静脉非常重要，可避免因术后咳嗽或其他原因导致静脉压升高引起大出血。切开乙状窦前壁，显露乙状窦及颈静脉球腔内肿瘤，连带颈内静脉一起彻底切除肿瘤（图 9-62 至图 9-64）。利用速即纱（Surgicel®）或吸收性明胶海绵（Gelfoam®）填塞岩下窦（位于颈静脉球内）控制止血。后组脑神经位于颈静脉球腔前方，两者之间隔以薄膜。颈静脉球未被肿瘤阻塞者（主要是神经鞘瘤）可在保留颈静脉球完好的基础上切除肿瘤硬膜外部分。部分颈静脉孔副神经节瘤可伴发颈动脉体瘤，同法切除即可（图 9-65）。

部分肿瘤可向前侵犯舌下神经管及颈内动脉，此时需解剖颈内动

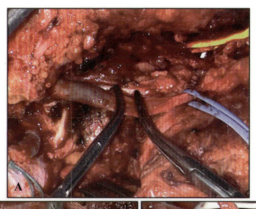
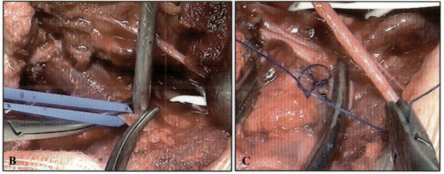

▲ 图 9-61　颈内静脉结扎

A. 两把止血钳夹闭并切断颈内静脉（IJV）；B 和 C. 使用双丝线缝扎颈内静脉

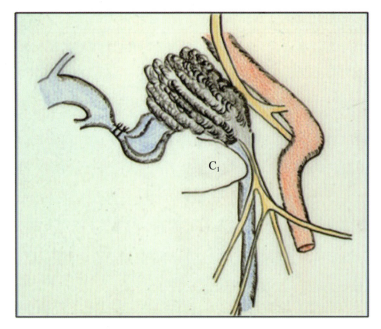

▲ 图 9-62　打开已结扎的乙状窦及切除颈静脉球内肿瘤

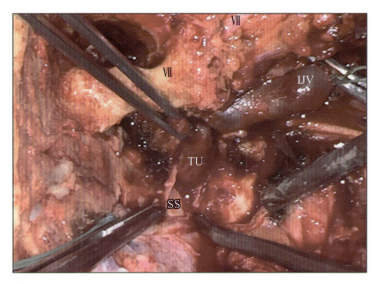

▲ 图 9-63　切开已结扎的乙状窦（SS）显露颈静脉孔区副神经节瘤（TU）
IJV. 颈内静脉

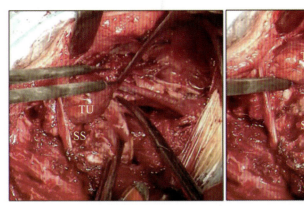
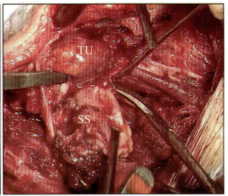

▲ 图 9-64　连带颈静脉球切除硬膜外副神经节瘤（TU）

SS. 乙状窦

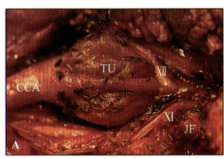
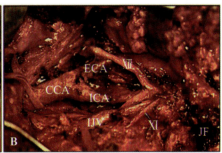

▲ 图 9-65　多发副神经节瘤

A. 位于颈总动脉（CCA）分叉处和颈静脉孔（JF）的副神经节瘤；B. 切除两个病灶之后。
TU. 肿瘤；ECA. 颈外动脉；ICA. 颈内动脉；IJV. 颈内静脉

脉颞骨段直至其入颅处（图 9-66）。如果颈内动脉壁受累可采用以下策略：①球囊阻塞试验耐受者可考虑牺牲颈内动脉。②球囊阻塞试验不耐受者，如老人、无法全切的恶性肿瘤患者可残留颈内动脉周围肿瘤，术后放疗；年轻人、良性肿瘤、有望全切肿瘤者在大脑中动脉与颈内动脉或颈外动脉之间建立高流量血管旁路（图 9-67），检查旁路通畅性后分别在后交通动脉之下和颈部结扎颈内动脉，将受累血管连同肿瘤一并切除；也可在颈内动脉植入覆膜支架，植入后患者口服阿司匹林 3

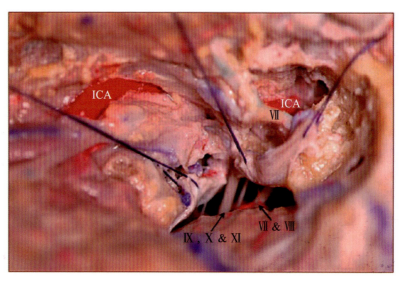

▲ 图 9-66　解剖标本显示解剖颈部和耳部颈内动脉（ICA），显露颈静脉孔硬膜内外结构，分别确定第Ⅶ、Ⅷ、Ⅸ、Ⅹ和Ⅺ对脑神经

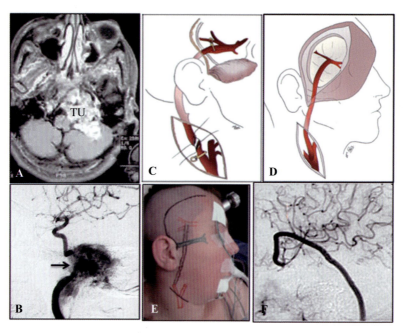

▲ 图 9-67　A 和 B. 巨大颈静脉孔区副神经节瘤累及颈内动脉壁（箭），高流量旁路技术；C. 耳后大隐静脉移植；D. 耳前桡动脉移植；E. 手术计划和切口；E. 术后旁路血管造影

个月直至支架表面重新上皮化，此时可在支架保护下贴着颈内动脉壁切除肿瘤。

8. 切除硬膜内肿瘤

切除硬膜外肿瘤后打开硬脑膜。如果未结扎乙状窦则平行于乙状窦切开脑膜，如果已结扎乙状窦则在乙状窦内壁切开脑膜（图 9-68）。开放小脑延髓池放出脑脊液、轻压小脑，显露硬膜内颅后窝结构。识别颈静脉孔区后组脑神经周围的肿瘤，显露面神经、听神经、椎动脉、小脑后下动脉和脑干。肿瘤侵犯颅内范围不大时容易识别并保护脑干处后组脑神经（图 9-69）。在神经电生理监测下将后组脑神经颅内段、颅外段与肿瘤包膜分离，对保护后组脑神经解剖结构和生理功能非常重要。部分神经束可能被副神经节瘤和脑膜瘤等良性肿瘤浸润或包

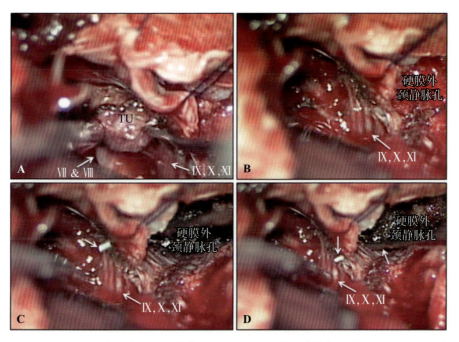

▲ 图 9-68 A. 副神经节瘤硬膜内部分；B. 完全切除肿瘤并保留第Ⅸ、Ⅹ、Ⅺ对脑神经；C 和 D. 钩针（箭）颈静脉孔颅内外沟通

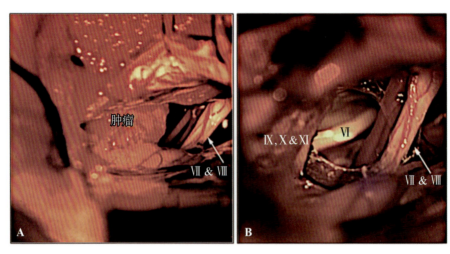

▲ 图 9-69　A. 硬膜内颈静脉孔副神经节瘤；B. 完全切除肿瘤并保留Ⅸ、Ⅹ、Ⅺ脑神经

裹 [14, 15]，如果舌咽神经和迷走神经的神经束虽然被肿瘤侵犯，但术前并无神经功能障碍，建议行肿瘤次全切除，术后如果发现肿瘤生长可补充放疗；只有术前出现后组脑神经功能障碍者才考虑全切肿瘤。广泛颅内侵犯者手术策略不同（图 9-70）。此时后组脑神经被肿瘤包裹难以辨认；神经监测下双极电凝肿瘤包膜、囊内切除肿瘤，依次在脑干处、颈静脉孔处定位后组脑神经 [5, 7]。分离神经鞘瘤包膜比分离副神经节瘤和脑膜瘤包膜容易。利用前述重建技术关闭切口，术后腰大池引流只用于巨大颅底缺损和硬膜无法水密缝合者。

二、术后处理

所有开颅手术患者术后均进入重症监护病房（ICU），保留静脉通路。严密监测血压、评估后组脑神经功能可靠后再撤出气管插管，因

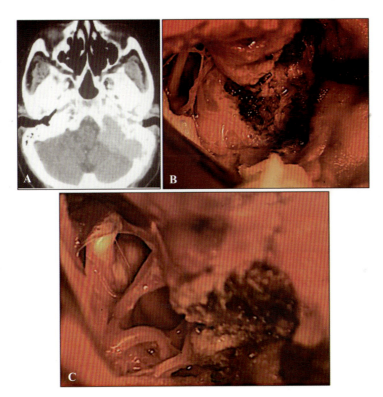

▲ 图 9-70 A. 颈静脉孔副神经节瘤颅内广泛侵犯；B. 硬膜内肿瘤（TU）及颈静脉孔（JF）；C. 完全切除硬膜内副神经节瘤并保留第Ⅸ、Ⅹ、Ⅺ对脑神经完整

后组脑神经麻痹导致吸入性肺炎是这类手术最危险并发症，拔管前和术后数日内均应全面评估后组脑神经功能。保留鼻饲管，必要时经皮内镜胃造口。在允许患者恢复经口进食前需要充分评估其吞咽功能，若预计吞咽功能早期无法恢复则尽快行气管切开术，我们的患者很少需要气管切开。患者一般很少抱怨术后疼痛，常规镇痛药或双氯芬酸足已，需要额外镇痛者可注射吗啡。利用昂丹司琼控制术后恶心、呕吐。如果因术中处理面神经导致术后出现面神经麻痹需加强眼部护理、避免角膜溃疡；如果面神经被切除并实施神经移植，手术结束前可行睑缘缝合术。如果实施腰大池引流，可维持 48～72h，拔除引流管前需

夹闭引流管 24h、确认无脑脊液漏或伤口肿胀。术后 1 天预防性使用抗生素，术后 1 天行 CT 扫描，出院前完成 MRI 检查，术后 8 天拆线。

参考文献

[1] Fisch U, Mattox D. Microsurgery of the skull base. New York: Thieme; 1988. p. 149–220.

[2] Ramina R, Maniglia JJ, Barrionuevo CE. Surgical excision of petrous apex lesions. In: Sekhar LN, Janecka IP, editors. Surgery of cranial base tumors: a color atlas. New York: Raven Press; 1993. p. 291–305.

[3] Ramina R, Maniglia JJ, Fernandes YB, Paschoal JR, Pfeilsticker LN, Neto MC, Borges G. Jugular foramen tumors. Diagnosis and treatment. Neurosurg Focus. 2004;17(2):E5. Review.

[4] Ramina R, Maniglia JJ, Paschoal JR, Fernandes YB, Neto MC, Honorato DC. Reconstruction of the cranial base in surgery for jugular foramen tumors. Neurosurgery. 2005;56:337–43.

[5] Ramina R, Maniglia JJ, Fernandes YB, Paschoal JR, Pfeilsticker LN, Coelho NM. Tumors of the jugular foramen: diagnosis and management. Neurosurgery. 2005;57(1):59–68. discussion 59–68.

[6] Ramina R, Neto MC, Fernandes YB, Silva Jr EB, Ramina KL. Tumors of the petrous apex. In: Ehab YH, DeMonte F, editors. Comprehensive management of skull base tumors. New York: Informa Healthcare; 2009. p. 375–88.

[7] Ramina R, Fernandes YB, Paschoal JR, Neto MC. Jugular foramen tumors diagnosis and management. In: Ramina R, Tatagiba M, Aguiar PHP, editors. Samii's essentials in neurosurgery. Berlin, Heidelberg: Springer; 2014. p. 333–52.

[8] Tatagiba MS, Lepski G. Tumors of the jugular foramen. In: George B, Bruneau M, Spetzler RF, editors. Pathology and surgery around the vertebral artery. Paris: Springer; 2011. p. 607–17.

[9] Carvalho GA, Tatagiba M, Samii M. Cystic schwannomas of the jugular foramen: clinical and surgical remarks. Neurosurgery. 2000;46(3):560–6.

[10] Ramina R, Ottoni AN. Nonvestibular schwannomas of the brain (trigeminal, facial, jugular foramen, hypoglossal schwannomas). In: Sekhar LN, Fessler RG, editors. Atlas of neurosurgical techniques: brain. 2nd ed. New York/Stuttgart: Thieme; 2015. p. 507–29.

[11] Samii M, Babu RP, Tatagiba M, Sepehrnia A. Surgical treatment of jugular foramen schwannomas. J Neurosurg. 1995;82(6):924–32.

[12] Schipper J, Spetzger U, Tatagiba M, Rosahl S, Neumann HP, Boedeker CC, Maier W. Juxtacondylar approach in temporal paraganglioma surgery: when and why? Skull Base. 2009;19(1):43–7. doi: 10.1055/s-0028-1103129 .

[13] Huy PT, Kania R, Duet M, Dessard-Diana B, Mazeron JJ, Benhamed R. Evolving concepts in the management of jugular paraganglioma: a comparison of radiotherapy and surgery in 88 cases. Skull Base. 2009;19:83–91.

[14] Mattos JP, Ramina R, Borges W, Ghizoni E, Fernandes YB, Paschoal JR, Honorato DC, Borges G. Intradural jugular foramen tumors. Arq Neuropsiquiatr. 2004;62(4):997–1003. Epub 2004 Dec 15.

[15] Ramina R, Neto MC, Fernandes YB, Aguiar PH, de Meneses MS, Torres LF. Meningiomas of the jugular foramen. Neurosurg Rev. 2006;29(1):55–60. Epub 2005 Sep 30.

第 10 章　典型病例与手术视频
Clinical Examples and Videos

一、副神经节瘤

病例 1

患者女性，37 岁，主诉左侧听力下降、吞咽困难，耳鸣 2 年。MRI 显示左侧颈静脉孔区巨大肿瘤，扩展至颈部、耳部，硬膜内少许侵犯（图 10-1），根据我们的分型标准为 ENI 型。采用颅颈入路全切肿瘤，从肿瘤包膜分离后组脑神经并予以保留，利用带蒂组织瓣修补巨大颅

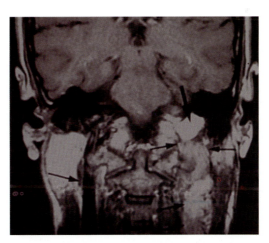

▲ 图 10-1　病例 1：左侧巨大颈静脉孔区副神经节瘤，累及颈部、颈静脉孔和颅内（细箭）。确认右侧颈内静脉（粗箭）

注：本章配有视频，可登录网址（http://link.springer.com/chapter/10.1007/978-3-319-43368-4_10）观看。

底缺损（图 10-2）。术后保留鼻饲管 2 周，吞咽功能障碍逐步缓解。组织病理诊断为副神经节瘤。

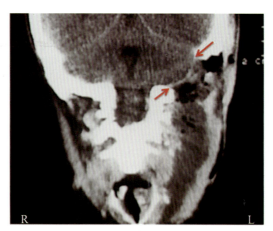

▲ 图 10-2　病例 1
术后 CT 显示肿瘤全切、遗留巨大颅底缺损（箭）

病例 2

患者女性，23 岁，主诉头痛、耳鸣及进行性吞咽困难 1 年，声音改变 6 个月。入院检查发现舌咽神经、迷走神经和副神经功能障碍，MRI 显示右侧巨大颈静脉孔区肿瘤明显强化（图 10-3），累及颈部（EN

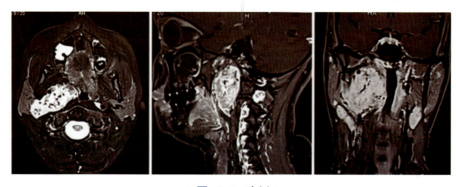

▲ 图 10-3　病例 2
右侧巨大颈静脉孔区肿瘤，颈部受压食管和气道移位。钆造影增强后显示副神经节瘤典型表现——"椒盐征"

型），钆造影后可见典型副神经节瘤表现——"椒盐征"。肿瘤主要血供来自咽升动脉，术前予以栓塞（图 10-4）。采用颅颈入路全切肿瘤，术后随访无异常。组织病理显示为无功能副神经节瘤。术后 MRI 显示肿瘤完全切除（图 10-5）。

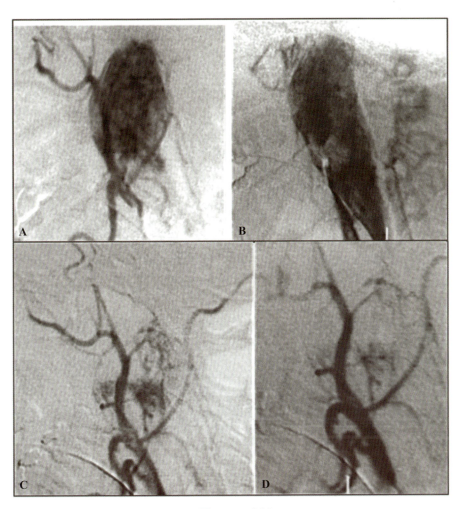

▲ 图 10-4　病例 2

A 和 B. DSA 显示肿瘤染色，主要血供来自咽升动脉；C 和 D. 利用颗粒栓塞供血动脉后发现肿瘤染色明显减少

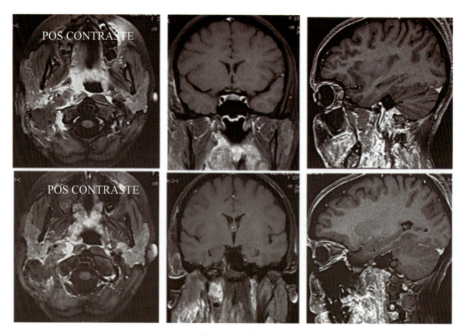

▲ 图 10-5 病例 2

术后 MRI 显示肿瘤完全切除

病例 3

患者女性，48 岁，主诉左耳搏动性耳鸣、吞咽困难 1 年。MRI 显示左侧巨大颈静脉孔区肿瘤明显强化，累及耳部、颈部及颅内（ENI 型）（图 10-6）。采用颅颈入路全切肿瘤并保留后组脑神经。术后患者出现

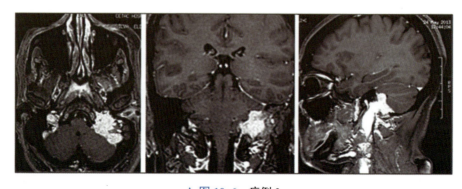

▲ 图 10-6 病例 3

钆造影增强显示左侧巨大颈静脉孔区肿瘤，侵犯颈部、耳部及颅内

舌咽神经、迷走神经功能完全麻痹以及面神经麻痹（HB 分级 Ⅲ 级 ）。术后 MRI 显示肿瘤完全切除（图 10-7），病理诊断为良性副神经节瘤。经语言康复训练和声带内移术，吞咽困难逐步改善，术后 6 个月面神经功能恢复至 Ⅰ 级。

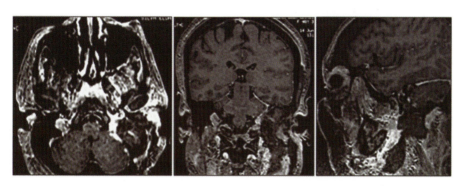

▲ 图 10-7　术后 MRI 显示全切肿瘤（包括侵犯颅内部分）

病例 4

患者女性，54 岁，2002 年在外院接受右侧颈静脉孔副神经节瘤次全切除术，术后出现舌咽神经、副神经麻痹。2009 年再次出现右耳搏动性耳鸣，MRI 检查发现肿瘤复发（图 10-8），前来我院求治。利用 Onyx 实施术前栓塞（图 10-8），术中全切肿瘤（图 10-9）。术后神经功能障碍同术前，声带内移术（注射 Teflon）改善发音。

病例 5

患者女性，26 岁，主诉听力下降、言语困难、吞咽困难约 1 年。MRI 发现左侧颈静脉孔区副神经节瘤（图 10-10），DSA 显示肿瘤主要血供来源为咽升动脉（图 10-10）。由于静脉回流不畅、颈内动脉与椎动脉存在交通未能成功实施术前栓塞，仅上 1/5 肿瘤得以栓塞（图 10-11）。肿瘤累及颈部、耳部及颅后窝（ENI 型），采用颅颈入路

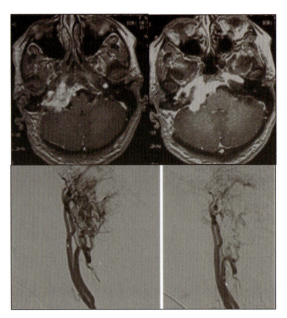

▲ 图 10-8　病例 4

MRI 显示右侧复发性副神经节瘤，术前予以栓塞

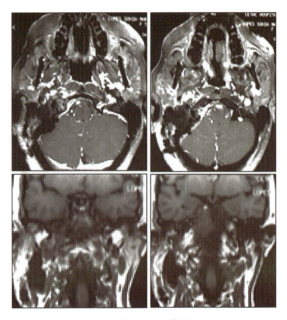

▲ 图 10-9　病例 4

复发性副神经节瘤术后 MRI 显示全切肿瘤

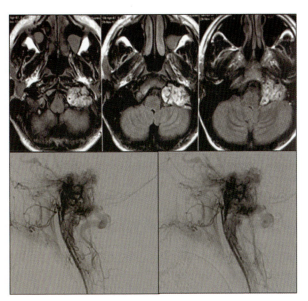

▲ 图 10-10　病例 5

左侧巨大颈静脉孔副神经节瘤，血供主要来源于咽升动脉

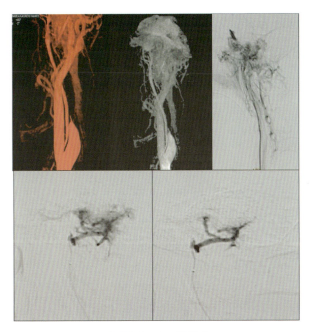

▲ 图 10-11　病例 5

DSA 显示肿瘤染色，血供来自咽升动脉（术前已栓塞）

全切肿瘤。术后吞咽困难时轻时重，最终逐渐改善（图 10-12），未行气管切开。术后随访 3 年未发现肿瘤复发，唯一神经功能障碍为术前即存在的声音嘶哑。

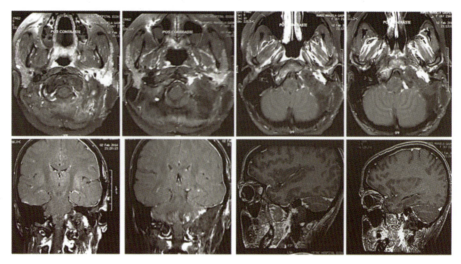

▲ 图 10-12　病例 5

术后 MRI 显示左侧巨大颈静脉孔良性副神经节瘤已被完全切除

病例 6

患儿女性，14 岁，主诉吞咽困难，发现颈部包块 6 个月。MRI 显示巨大颈部肿瘤累及颈内动脉、颈静脉孔（图 10-13），肿瘤特征性强化（"椒盐征"）提示为副神经节瘤（NI 型）。术中全切肿瘤、保留颈内动脉（图 10-14）。

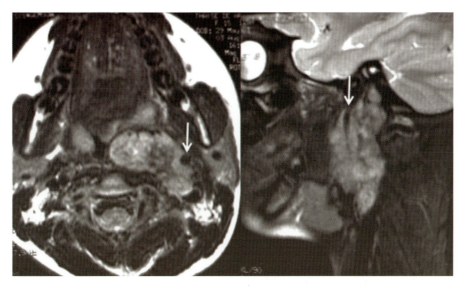

▲ 图 10-13　病例 6

术前 MRI 显示巨大颈部肿物累及颈内动脉（箭）和左侧颈静脉孔，气管受压移位"椒盐征"提示副神经节瘤

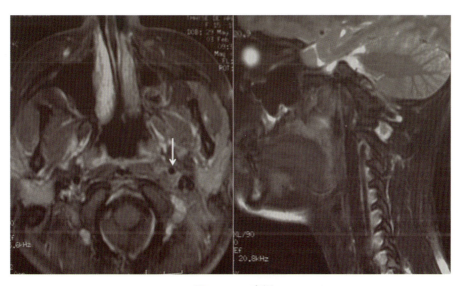

▲ 图 10-14　病例 6

术后 MRI 显示肿瘤完全切除、颈内动脉保留完好（箭）

二、神经鞘瘤

病例 7

患者男性，42岁，主诉头痛、头晕2年，左耳渐进性听力下降、走路不稳、吞咽困难1年。MRI检查发现颅后窝巨大囊性肿瘤累及颈静脉孔和上颈部区域（图10-15）。外院曾尝试手术切除，但切开硬膜后发生严重心动过缓而中止手术，放置脑室分流后转至我科。入院查体：小脑共济失调，舌咽神经、迷走神经、副神经麻痹，左侧外展神经麻痹导致复视以及左耳全聋。采用颅颈入路，切开引流颅后窝巨大囊肿后突发严重心动过缓，利用阿托品缓解症状，最终全切肿瘤（图10-16）。组织病理检查报告良性神经鞘瘤。术后出现严重吞咽困

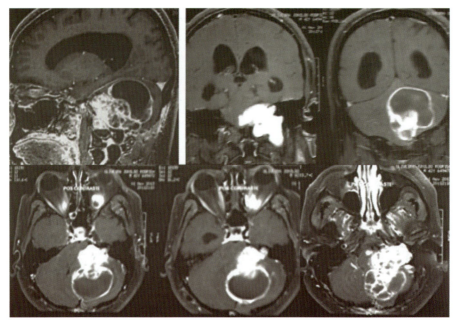

▲ 图 10-15　病例 7

术前 MRI 显示巨大颈静脉孔区囊性神经鞘瘤，累及颈部，伴有颅内巨大囊肿

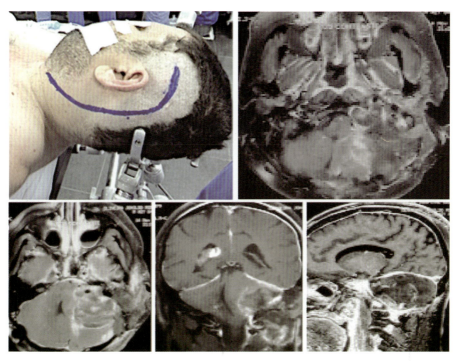

▲ 图 10-16　病例 7
颅颈入路患者体位和切口；巨大颈静脉孔囊性神经鞘瘤全切术后 2 天 MRI

难、小脑共济失调加重，实施气管切开及胃造瘘术；术后 3 个月患者吞咽功能明显好转，拔除气管切开套管、封闭胃造瘘口；术后随访 2 年，患者可自行走动，可进食固体食物，但仍有复视。

病例 8

患者女性，48 岁，主诉头痛和左侧耳鸣。影像检查发现左侧颈静脉孔区哑铃形神经鞘瘤（图 10-17）。采用改良乙状窦后入路全切肿瘤，经颅内磨除颈静脉孔骨质，显露肿瘤颅外部分。术后患者恢复良好。

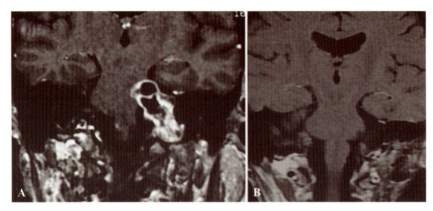

▲ 图 10-17　病例 8

A. 术前 MRI 显示左侧颈静脉孔囊性神经鞘瘤，略延伸至颈部；B. 经改良乙状窦后入路全切肿瘤后 MRI 影像

病例 9

患者男性，72 岁，因声音嘶哑、左侧舌体自发性收缩 2 年入院。查体发现右侧舌体萎缩、声音嘶哑、软腭麻痹，MRI 检查发现右侧颈静脉孔肿瘤伴明显强化，累及颈部和椎管（图 10-18）。采用颅颈入路全切肿瘤（图 10-19），术后病理报告为良性神经鞘瘤。

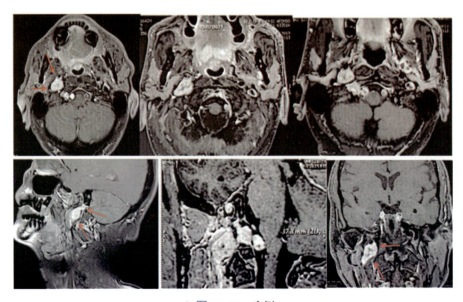

▲ 图 10-18　病例 9

术前 MRI 可见右侧舌下神经鞘瘤累及颈静脉孔和椎管（箭）

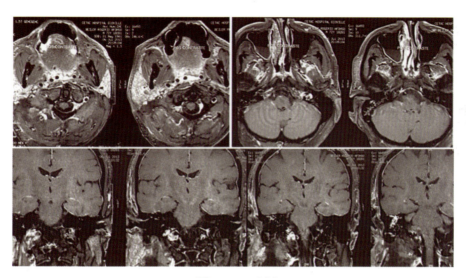

▲ 图 10-19 病例 9

颅颈入路舌下神经鞘瘤全切后 MRI 影像

三、脑膜瘤

病例 10

患者女性，14 岁，因声音嘶哑接受 MRI 检查发现右侧颈静脉孔区肿物伴强化，可见脑膜瘤典型征象——"脑膜尾"征（图 10-20）。采用改良乙状窦后入路全切肿瘤（图 10-21）：经颅内开放颈静脉孔，分离后组脑神经与肿瘤包膜。术后长期随访 10 年未见肿瘤复发，患者神经功能完好。组织病理为良性脑膜上皮型脑膜瘤。

病例 11

42 岁女性患者，主因右侧耳鸣、声音嘶哑、吞咽困难 2 年入院。临床查体发现右侧舌咽神经、迷走神经、副神经麻痹，以及右耳听力下降。CT 扫描显示伴钙化的巨大肿瘤，累及颈部、椎管及内听道

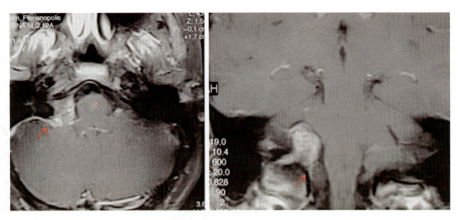

▲ 图 10-20　病例 10

颈静脉孔脑膜瘤 MRI 影像，可见"脑膜尾"征（箭）

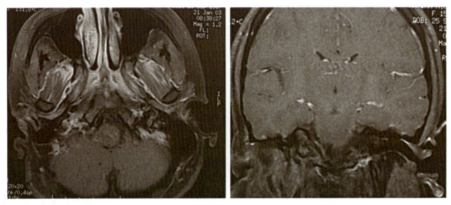

▲ 图 10-21　病例 10

经改良乙状窦后入路全切颈静脉孔脑膜瘤术后 MRI 影像

（图 10-22）。术中经颅颈入路切除肿瘤，但保留了骨质增生的枕髁，避免颅颈不稳的出现（图 10-22）。组织病理为脑膜上皮型脑膜瘤。

病例 12

患者女性，27 岁，主诉右侧耳鸣、听力下降伴进行性后组脑神经麻痹 1 年。MRI 显示累及颅后窝、颈部、乳突和内听道的巨大肿瘤

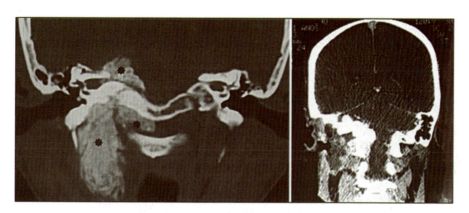

▲ 图 10-22 病例 11

A. 术前增强 CT 扫描显示巨大的颈静脉孔脑膜瘤，累及内听道、颈部、椎管（＊）;B. 术后 CT 显示肿瘤已切除，保留枕髁增生骨质

（图 10-23）。采用颅颈入路全切肿瘤（图 10-24），分离颈内动脉与肿瘤包膜。术后随访未见神经功能障碍加重。组织病理报告为微囊型脑膜瘤。

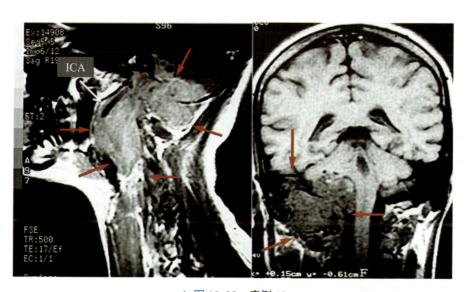

▲ 图 10-23 病例 12

术前 MRI 发现颈静脉孔区巨大脑膜瘤，累及颅后窝、颈部（红箭）及颈内动脉（ICA）

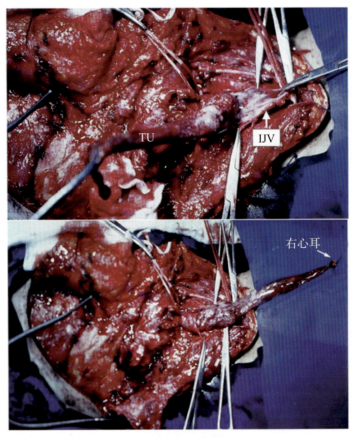

▲ 图 10-24　病例 12
术中照片显示脑膜瘤（TU）在颈内静脉（IJV）内延伸

四、软骨瘤

病例 13

患者男性，38 岁，发现左侧枕部包块，查体发现肿物质硬、固定、无触痛。MRI 显示巨大硬膜外肿瘤累及颈静脉孔和颅后窝（图 10-25）。采用改良乙状窦后入路全切肿瘤并保留后组脑神经（图 10-25）。组织病理报告为软骨瘤。

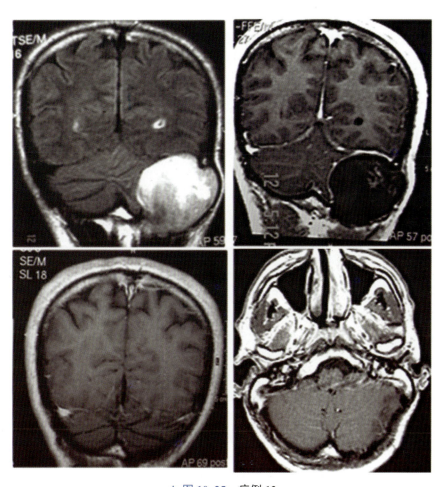

▲ 图 10-25　病例 13

MRI 显示巨大硬膜外颈静脉孔肿瘤压迫小脑（上图）；经改良乙状窦后入路全切肿瘤（下图）

五、软骨肉瘤

病例 14

患者男性，45 岁，主因吞咽困难、声音嘶哑 5 个月。CT、MRI 显示左侧颈静脉孔区巨大肿瘤累及颅后窝和颈部（图 10-26），颈静脉孔

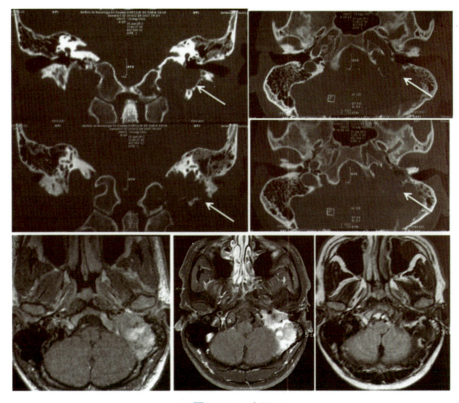

▲ 图 10-26　病例 14
上图中 CT 显示颈静脉孔软骨肉瘤，可见颈静脉孔扩大及骨质破坏（箭）；下图中 MRI 显示肿瘤呈不均匀强化

扩大、骨质破坏。采用颅颈入路切除肿瘤，组织病理报告软骨肉瘤。术后未予其他治疗，随访 2 年后肿瘤复发。

视频 10-1 至视频 10-7 展示颅颈入路具体手术步骤。

第 11 章 组织病理学
Histopathological Findings

颈静脉孔区肿瘤罕见，切除此区肿瘤对外科医师是一种挑战。此区域最常见肿瘤为副神经节瘤、神经鞘瘤和脑膜瘤，其他少见肿瘤包括脊索瘤、软骨肉瘤、内淋巴囊肿瘤、浆细胞瘤以及骨巨细胞瘤等。由于不同病变的自然病程及治疗方案各不相同，所以必须明确病变的组织病理学特点以便选择最佳方案。

一、脑膜瘤

脑膜瘤起源于蛛网膜，好发于更年期早期阶段女性。根据世界卫生组织（WHO）分级标准将其分为 I ～ III 级，多为 WHO 分级标准的 I 级 [1]。

大体病理：白色或淡黄色纤维组织，部分病例可见钙化。脑膜瘤 I 级常见内皮型及移行型。HE 染色可见典型病理学表现（图 11-1 ）。

免疫组化典型表现：上皮膜抗原（epithelial membrane antigen，EMA ）的表达（图 11-2 ），胞核内孕激素受体（progesterone receptor，PR ）广泛表达（图 11-3 ）。侵袭性亚型（间变型）可见肿瘤细胞增多、有丝分裂率升高（非典型为 4%～10%，间变型 ≥ 20%）、细胞

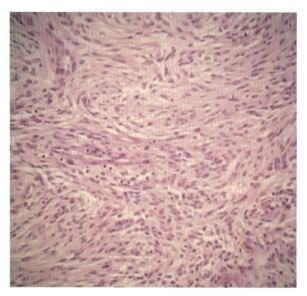

▲ 图 11-1　脑膜瘤 HE 染色

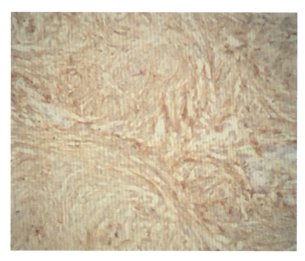

▲ 图 11-2　上皮膜抗原（EMA）

质减少和局部坏死，这些脑膜瘤组织中 Ki-67 指数呈中 – 高度表达，EMA 及 PR 阴性。脑膜瘤Ⅱ到Ⅲ级增殖指数越高、预后越差、侵袭性越强[1]。

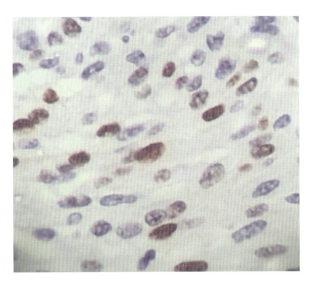

▲ 图 11-3　胞核内孕激素受体（PR）

二、副神经节瘤

　　副神经节瘤是发生于颈动脉体、颈静脉球的富血供肿瘤[2]。由于肿瘤内部出血或瘤体组织纤维化，故外观呈充血、粉色或红棕色或灰色肿物。

　　多为散发，1/3 病例与遗传综合征有关。家族性副神经节瘤与负责编码琥珀酸脱氢酶复合体不同亚基单位的基因突变相关，为 4 种遗传综合征之一：多发性内分泌瘤 2A、2B 型（MEN2）；1 型神经纤维瘤病（NF1）；von Hippel-Lindau 综合征（VHL 综合征）以及 Carney-Stratakis 综合征[3]。

　　组织结构：副神经节瘤表现为多边形上皮细胞构成的紧凑细胞巢结构或是以大量聚集染色质及中等量嗜酸性颗粒状细胞核为中心的小

梁结构，这些细胞巢常有梭形细胞支持（图 11-4）[4-7]。

神经内分泌功能可以通过免疫组化检测确定，如神经元特异性烯醇化酶（NSE）、突触素及嗜铬粒蛋白等（图 11-5 和图 11-6），支持细

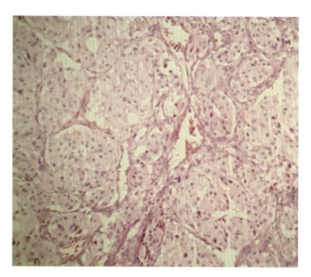

▲ 图 11-4　副神经节瘤 HE 染色

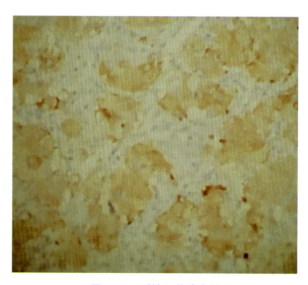

▲ 图 11-5　副神经节瘤突触素

胞可表达 S-100 和神经胶质纤维酸性蛋白（GFAP）[5, 6]。

　　组织学角度难以确诊恶性副神经节瘤，其病理组织学特征如核多形性、坏死、有丝分裂率高以及局部侵袭等也可见于良性肿瘤[8]。

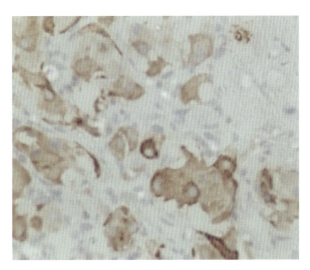

▲ 图 11-6　副神经节瘤嗜铬粒蛋白

三、神经鞘瘤

　　神经鞘瘤是良性肿瘤，常见于 40—60 岁女性。外观为黄色或红色带包膜肿瘤，常与神经相连。一般血管壁较厚，不易出血。

　　根据组织病理可将神经鞘瘤分为两类，但与预后无关。其中 Antoni A 型大量梭形细胞密集、细胞质为粉红色，而 Antoni B 型细胞脂质堆积导致细胞稀疏、空泡状基质（图 11-7）[9]。免疫组化标记物 S-100 蛋白表达阳性，证明其来源为施万细胞[10]。

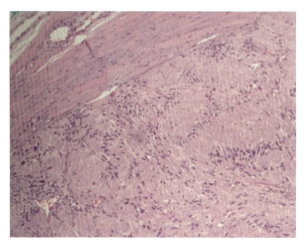

▲ 图 11-7　神经鞘瘤：Antony A 型和 Antony B 型

四、软骨肉瘤

软骨肉瘤是一组发生于软骨基质的恶性骨肿瘤的总称[11]。

一般来说软骨肉瘤好发于 50 岁以上，男性略多，根据细胞有丝分裂率分为 Ⅰ ～ Ⅲ 级[12, 13]。

组织病理学：软骨基质内大量不规则分叶状组织被纤维束分割，高级别软骨肉瘤内可见坏死、细胞增殖，有丝分裂更常见[11]。

分子遗传学：EXT 基因突变导致硫酸乙酰肝素蛋白多糖积聚于细胞质及高尔基体内未转运至细胞表面，进而影响软骨细胞的增殖和分化。此外，异柠檬酸脱氢酶 -1（IDH1）和异柠檬酸脱氢酶 -2（IDH2）基因突变导致大约 50% 软骨肉瘤去分化[14-18]。

软骨肉瘤的预后和肿瘤分级相关：Ⅲ 级 10 年生存率为 29%～55%[12]。

五、脊索瘤

脊索瘤罕见，生长缓慢，局部侵袭周围骨质，起源于脊索胚胎残留组织，大约 35% 脊索瘤侵及颅底[19, 20]。

根据软骨样细胞或间质样细胞成分将脊索瘤分为 3 类：经典型、软骨样型、肉瘤转移型[19, 21]。

大体病理：凝胶状、粉红色或灰色囊实性肿瘤，镜下可见条索状上皮细胞被黏液基质纤维束分隔成小叶状结构，可见含糖原空泡细胞（图 11-8）。

免疫组化：几乎所有肿瘤均为细胞蛋白强阳性，80% 以上肿瘤 EMA 阳性，85% 软骨样脊索瘤 S-100 蛋白阳性[22, 23]（图 11-9）。

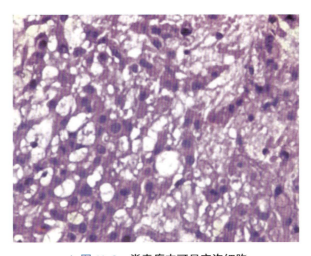

▲ 图 11-8　脊索瘤内可见空泡细胞

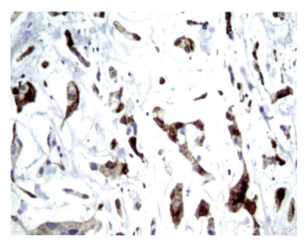

▲ 图 11-9　脊索瘤免疫组化显示细胞角蛋白强阳性

六、骨巨细胞瘤

巨细胞瘤罕见，为良性肿瘤，年轻人表现局部侵袭、溶骨行为更常见。

外观淡红色，肿瘤内可见囊性和出血区域。镜下可见瘤体由圆形、卵圆形或长条状单核细胞组成，其内散在分布巨大破骨细胞。一般认为小卵圆细胞和单核细胞才是肿瘤的真正组成部分（图 11-10）[24]。

其实这些细胞结构特征并不代表肿瘤特点，目前发现 20q11 染色体基因扩增以及 p53 基因过度表达与肿瘤发生转移可能性增大有关[25]。

目前假设核转录因子 κB 受体活化因子配体 [receptor activator of nuclear factor kappa B（NF-κB）ligand，RANKL] 在骨巨细胞瘤发生过程中扮演重要角色。骨巨细胞瘤基质细胞存在成骨细胞样结构，表现 RANKL 生物学特性，可以引起破骨细胞聚集，继而引起骨质吸收等导致上述临床表现[26]。

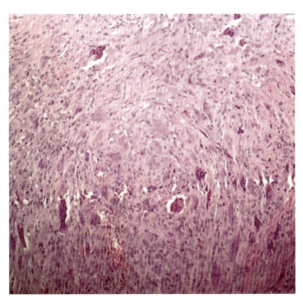

▲ 图 11-10　骨巨细胞瘤 HE 染色

七、浆细胞瘤

浆细胞瘤是一类以浆细胞单克隆增殖为特征的肿瘤，可以单发也可多发（多发性骨髓瘤）。

浆细胞瘤形态学特征随肿瘤成熟度不同而表现各异，成熟肿瘤细胞表现为卵圆形，其内含嗜碱性细胞质。

细胞核位于中心，伴有核周凹陷。未成熟肿瘤细胞表现为细胞核 / 细胞质比值很高（图 11-11）[27]。

细胞遗传学：表现为多个基因异常包括染色体易位和染色体三体，染色体易位可以影响 14q32 染色体上的免疫球蛋白重链（immunoglobulin heavy chain，IgH）[28, 29]。

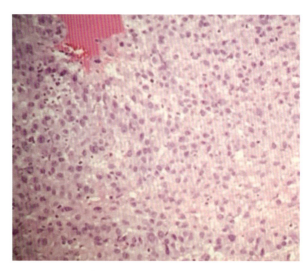

▲ 图 11-11　浆细胞瘤 HE 染色

八、内淋巴囊瘤

内淋巴囊瘤是一类罕见的岩骨神经外胚层肿瘤，起源于内耳，可以散发、也可伴发于 VHL 病。

大体病理：外观为微红或微蓝色富血管组织。一般质软，但有的标本含有骨质。

镜下分为两类：一类由富含胶体囊肿伴有稀疏基质构成，囊肿被 PAS 染色阳性的单层立方上皮细胞包绕，细胞核形态及染色质都很相似，有丝分裂罕见；第二类含有丰富的乳头状实性结构，基质高度毛细血管化，偶见囊肿，胞质透明，胞核位于中心。

常见肿瘤内部出血及与此相关的含铁血黄素退行性变和脂肪变性等 [30-32]。

免疫组化：细胞角蛋白强阳性，但也可表达神经元特异性烯醇化

酶（NSE）等神经外胚层组织的各种抗原。此外，胶质纤维酸性蛋白
（GFAP）也有报道，但这种蛋白一般用于鉴别星形胶质细胞[33, 34]。

参考文献

[1] Perry A, Louis DN, Scheithauer BW, et al. Meningiomas. In: Louis DN, Ohgaki H, Wiestler OD, Cavenee WK, editors. WHO classifi cation of tumours of the central nervous system. Lyon: IARC Press; 2007. p. 164.

[2] Hu K, Persky MS. Multidisciplinary management of paragangliomas of the head and neck, Part 1. Oncology. 2003;17:983–93.

[3] Lefebvre M, Foulkes WD. Pheochromocytoma and paraganglioma syndromes: genetics and management update. Curr Oncol. 2014;21:e8–17.

[4] Barnes L, Taylor SR. Carotid body paragangliomas. A clinicopathologic and DNA analysis of 13 tumors. Arch Otolaryngol Head Neck Surg. 1990;116:447–53.

[5] Kliewer KE, Cochran AJ. A review of the histology, ultrastructure, immuno-histology, and molecular biology of extra-adrenal paragangliomas. Arch Pathol Lab Med. 1989;113:1209–18.

[6] Kliewer KE, Wen DR, Cancilla PA, Cochran AJ. Paragangliomas: assessment of prognosis by histologic, immunohistochemical, and ultrastructural techniques. Hum Pathol. 1989;20:29–39.

[7] Persky MS, Setton A, Niimi Y, Hartman J, Frank D, Berenstein A. Combined endovascular and surgical treatment of head and neck paragangliomas - a team approach. Head Neck. 2002;24:423–31.

[8] Barnes L, Taylor SR. Vagal paragangliomas: a clinical, pathological, and DNA assessment. Clin Otolaryngol Allied Sci. 1991;16:376–82.

[9] Louis DN, Ohgaki H, Wiestler OD, Cavenee WK. WHO classifi cation of tumours of the central nervous system. Lyon: IARC Press; 2007.

[10] Rouleau GA, Merel P, Lutchman M, Sanson M, Zucman J, Marineau C, et al. Alteration in a new gene encoding a putative membrane-organizing protein causes neuro-fi bromatosis type 2. Nature. 1993;10(363):515–21.

[11] Hogendoorn PCW, Bovee JM, Nielsen GP. Chondrosarcoma (grades I-III), including primary and secondary variants and periosteal chondrosarcoma. In: Fletcher CDM, Bridge JA, Hogendoorn PCW, Mertens F, editors. World Health Organization classifi cation of tumours of soft tissue and bone. 4th ed. Lyon: IARC; 2013. p. 264.

[12] Angelini A, Guerra G, Mavrogenis AF, Pala E, Picci P, Ruggieri P. Clinical outcome of central conventional chondrosarcoma. J Surg Oncol. 2012;106:929–37.

[13] Murphey MD, Walker EA, Wilson AJ, Kransdorf MJ, Temple HT, Gannon FH. From the archives of the AFIP: imaging of primary chondrosarcoma: radiologic-pathologic correlation. Radiographics. 2003;23:1245–78.

[14] Bovée JV, van den Broek LJ, Cleton-Jansen AM, Hogendoorn PC. Up-regulation of PTHrP and Bcl-2 expression characterizes the progression of osteochondroma towards peripheral chondrosarcoma and is a late event in central chondrosarcoma. Lab Invest. 2000;80:1925–34.

[15] Hameetman L, Kok P, Eilers PH, Cleton-Jansen AM, Hogendoorn PC, Bovée JV. The use of Bcl-2 and PTHLH immunohistochemistry in the diagnosis of peripheral chondrosarcoma in a clinicopathological setting. Virchows Arch. 2005;446:430–7.

[16] Hopyan S, Gokgoz N, Poon R, Gensure RC, Yu C, Cole WG, et al. A mutant PTH/PTHrP type I receptor in enchondromatosis. Nat Genet. 2002;30:306–10.

[17] Pansuriya TC, van Eijk R, d'Adamo P, van Ruler MA, Kuijjer ML, Oosting J, et al. Somatic mosaic IDH1 and IDH2 mutations are associated with enchondroma and spindle cell hemangioma in Ollier disease and Maffucci syndrome. Nat Genet. 2011;43:1256–61.

[18] Tiet TD, Hopyan S, Nadesan P, Gokgoz N, Poon R, Lin AC, Yan T, Andrulis IL, Alman BA, Wunder JS. Constitutive hedgehog signaling in chondrosarcoma up-regulates tumor cell proliferation. Am J Pathol. 2006; 168: 321–30.

[19] Heffelfinger MJ, Dahlin DC, MacCarty CS, Beabout JW. Chordomas and cartilaginous tumors at the skull base. Cancer. 1973;32:410–20.

[20] Rich TA, Schiller A, Suit HD, Mankin HJ. Clinical and pathologic review of 48 cases of chordoma. Cancer. 1985;56:182–7.

[21] Meis JM, Raymond AK, Evans HL, Charles RE, Giraldo AA. "Dediffere-ntiated" chordoma. A clinicopathologic and immunohistochemical study of three cases. Am J Surg Pathol. 1987;11:516–25.

[22] Coffin CM, Swanson PE, Wick MR, Dehner LP. An immunohistochemical comparison of chordoma with renal cell carcinoma, colorectal adenocarcinoma, and myxopapillary ependymoma: a potential diagnostic dilemma in the diminutive biopsy. Mod Pathol. 1993;6:531–8.

[23] Mitchell A, Scheithauer BW, Unni KK, Forsyth PJ, Wold LE, McGivney DJ. Chordoma and chondroid neoplasms of the spheno-occiput. An immunohistochemical study of 41 cases with prognostic and nosologic implications. Cancer. 1993;72(10):2943–9.

[24] Reid R, Banerjee SS, Sciot R. Giant cell tumor. In: Fletcher CD, Unni KK, Mertens F, editors. World health organization classification of tumours. Pathology and genetics. Tumours of soft tissue and bone. Lyon, France: IARC Press, International Agency for Research on Cancer; 2002. p. 310.

[25] Smith LT, Mayerson J, Nowak NJ, Suster D, Mohammed N, Long S, et al. 20q11.1 amplifi-cation in giant-cell tumor of bone: array CGH, FISH, and association with outcome. Genes Chromosomes Cancer. 2006;45:957–66.

[26] Lau YS, Sabokbar A, Gibbons CL, Giele H, Athanasou N. Phenotypic and molecular studies of giant-cell tumors of bone and soft tissue. Hum Pathol. 2005;36:945–54.

[27] Swerdlow SH, Campo E, Harris NL, Jaffe ES, Pileri SA, et al. World Health Organization classification of tumours of haematopoietic and lymphoid tissues. Lyon: IARC Press; 2008.

[28] Bergsagel PL, Kuehl WM. Chromosome translocations in multiple myeloma. Oncogene. 2001;20:5611–22.

[29] Fonseca R, Barlogie B, Bataille R, Bastard C, Bergsagel PL, Chesi M, et al. Genetics and cytogenetics of multiple myeloma: a workshop report. Cancer Res. 2004;64:1546–58.

[30] Arenberg IK, Norback DH, Shambaugh Jr GE. Ultrastructural analysis of endolymphatic sac biopsies. Biopsy technique and identification of endolympathic sac epithelium. Arch Otolaryngol. 1982;108:292–8.

[31] Bagger-Sjöbäck D, Friberg U, Rask-Anderson H. The human endolymphatic sac. An ultrastructural study. Arch Otolaryngol Head Neck Surg. 1986; 112: 398–409.

[32] Schindler RA. The ultrastructure of the endolymphatic sac in man. Laryng-oscope. 1980;90:1–39.

[33] Feghali JG, Levin RJ, Llena J, Bradley MK, Kantrowitz AB. Aggressive papillary tumors of the endolymphatic sac: clinical and tissue culture characteristics. Am J Otol. 1995;16:778–82.

[34] Heffner DK. Low-grade adenocarcinoma of probable endolymphatic sac origin: a clinicopathologic study of 20 cases. Cancer. 1989;64:2292–302.

第 12 章 放射治疗和放射外科
Radiation Therapy and Radiosurgery

颈静脉孔区副神经节瘤罕见、多为良性、生长缓慢，来源于神经内分泌细胞。最佳治疗方式为手术切除，但手术可能损伤后组脑神经导致术后发生严重神经功能障碍，故如何选择理想治疗方案仍有争议。替代治疗方案包括放射治疗（radiotherapy，RT）、立体定向放射外科（stereotactic radiosurgery，SRS）及随访观察[1]，因为肿瘤常表现为惰性生长，故必须经过长期随访（至少 10 年）才能评估放射治疗抑制肿瘤生长的真实效果。

一、副神经节瘤

（一）常规放射治疗

传统放射治疗（分次外照射）可作为颈静脉孔区副神经节瘤患者的首选治疗方案或联合治疗方案或补救治疗方案[2]，常用于恶性肿瘤、次全切术后残余肿瘤、无法手术以及高龄并发症患者。最近 Suarez C 等在 Medline 发表回顾性文献综述评估分析 20 项研究结果，涉及 461 例接受传统放射治疗的颈静脉孔副神经节瘤患者（总剂量 40~65Gy）[3]：平均年龄 53.2 岁，平均随访时间 112.6 个月；441 例（89.1%）肿瘤得

到控制（肿瘤缩小或无明显增大），50 例肿瘤增大，15 例（3.2%）死
亡；报道 351 例患者神经功能变化：放疗前 242 例出现神经功能症状，
放疗后减少为 232 例；57 例发生严重并发症或放疗病，其中 9 例死亡；
常见并发症包括听力下降、骨坏死及脑坏死。

（二）放射外科

据报道，放射外科（包括伽马刀、直线加速器、赛博刀）治疗良
性颈静脉孔副神经节瘤（肿瘤直径<3cm）安全有效、并发症极少（表
12-1）[5, 7]。SRS 治疗颞骨副神经节瘤长期随访（中位随访时间 5.3 年）
结果：5 年生存率 78%～100%，10 年生存率 78%～95.2%，20 年生存率
79.4%[6, 7]；42% 神经功能障碍改善，4% 加重；77% 肿瘤体积缩小 [4]。总
而言之，放射外科治疗颈静脉孔区副神经节瘤（特别是肿瘤直径<3cm）
似乎安全有效，至于肿瘤控制长期效果及并发症等有待进一步研究。

二、神经鞘瘤

颈静脉孔区神经鞘瘤多为良性肿瘤，无法手术切除或术后残余肿
瘤复发时可选择放疗：因为存在照射损伤颈静脉孔周围重要结构的潜
在风险不推荐采用传统放疗；分次立体定向放射治疗或单剂量放射外
科治疗（伽马刀、直线加速器、赛博刀）是目前治疗颅底神经鞘瘤首
选方案，也可用于肿瘤部分切除后补救治疗。

（一）分次立体定向放射治疗

文献报道，颈静脉孔区神经鞘瘤接受分次立体定向放射治疗

表 12-1 颈静脉孔副神经节瘤放射外科

治疗方案	病例数 (n)	肿瘤体积	放射剂量	随访时间	肿瘤生长抑制	肿瘤体积缩小	并发症
伽马刀 [4]	46	中位数 3.6cm³	中位数 20Gy	中位数 118 个月	98%	77%	4%
伽马刀 [5]	58	平均 12cm³ 中位数 9.3cm³	平均边缘剂量 13.6Gy	平均 86.4 个月	91.4%	67.2%	8.6%
LINAC[6]	1	NA	中位数 15Gy	平均 5.3 年	81%	NA	0%
LINAC[7]	2 7	中位数 9.5ml	中位数 15Gy	平均 9.6 年	100%	37.5%	3.7%
赛博刀 [8]	3 31	10cm³	25Gy/5 次	中位数 24 个月	100%	49%	19%
赛博刀 [9]	8	NA	平均 12.5Gy	平均 20 个月	100%	NA	0%

NA. 未见报道

（stereotactic radiotherapy，SRT）者数量有限，SRT 更常用于治疗听神经瘤，5 年肿瘤控制率为 91.4%[10]。

SRT 并发症包括一过性面神经麻痹（4%）、三叉神经功能异常（14%）、脑积水（11%）和平衡功能障碍（17%）。SRT 后继发良性或恶性肿瘤的风险高达 2%[11]。一项比较 SRT 和直线加速器治疗听神经瘤后毒副作用的研究发现两者无明显差异[12]。

（二）放射外科

彻底切除颈静脉孔区神经鞘瘤确实存在损伤后组脑神经风险，但大肿瘤还是推荐手术切除。放射外科虽不能根治肿瘤，但可作为一种微创替代治疗或肿瘤次全切除术后补救治疗。放射外科治疗后出现后组脑神经功能障碍等并发症罕见，需要长期随访评估肿瘤控制和迟发脑神经功能障碍情况。一项包含 34 例（35 例肿瘤，其中 1 例为双侧神经鞘瘤）患者的研究报道：平均随访时间 83 个月；17 例肿瘤缩小，16 例肿瘤大小稳定，2 例肿瘤增大；5 年和 10 年肿瘤控制率分别为 97% 和 94%[13]。日本一项多中心研究评估 117 例颈静脉孔区神经鞘瘤伽马刀治疗的有效性和安全性：56 例首选放射外科治疗，61 例术后再行放射外科治疗；73% 肿瘤为实性，27% 为囊性；肿瘤体积中位数为 4.9cm³，肿瘤边缘照射剂量中位数为 12Gy，最大照射剂量和最大边缘照射剂量分别为 42Gy 和 21Gy；中位随访时间为 52 个月；62 例（53%）肿瘤部分缩小，42 例（36%）肿瘤大小稳定，13 例（11%）肿瘤增大。放射外科治疗前脑干水肿和哑铃型肿瘤明显影响患者的肿瘤无进展生存率，3 年和 5 年生存率分别为 91% 和 89%；20 例（17%）症状恶化（12 例为一过性，8 例为永久性），声音嘶哑和吞咽困难改善率分别为 66% 和

63%[14]。为避免发生后组脑神经功能障碍，建议先行部分切除肿瘤、再行放射外科治疗[15]。

放射外科诱发恶性肿瘤罕见，虽然文献时有报道，但放疗辐射诱发肿瘤的发生率和患病率尚不清楚[16,17]。文献综述报告过去 20 多年未接受放疗听神经瘤患者发生恶变为 1.32～2.08/100 000 人，排除神经纤维瘤病（NF）患者后该风险降至 1.09～1.74/100 000 人；接受过放疗者恶变率为 25.1/100 000 人，排除 NF 患者后该风险降至 15.6/100 000 人；作者认为非 NF 患者中放疗诱发恶变风险增加了近 10 倍[18]。

三、脑膜瘤

70%～85% 颅内脑膜瘤为 WHO Ⅰ 级良性肿瘤；WHO Ⅱ 级非典型脑膜瘤占 15%～25%，10 年无病生存率仅为 40%～60%[19,20]；WHO Ⅲ 级间变型脑膜瘤占 1%～4%[21,22]。放射治疗常用于未能完全切除、无法手术或复发良性脑膜瘤以及高级别脑膜瘤。肿瘤复发及未完全切除者预后较差，常需再次手术。鉴于这些病例难以在术中保留神经功能，可以考虑选择放疗。

（一）分次立体定向放射治疗

三维适形外照射肿瘤局部控制率为 90%～95%[23]，常用于大肿瘤（直径＞3.5cm）以及毗邻视交叉和脑干等重要结构的肿瘤。文献报道首选外照射放疗和分次立体定向放射治疗脑膜瘤均可获得良好效果[24-26]。基于影像技术总剂量推荐值为 50～55Gy，单次剂量推荐值为 1.8～2.0Gy[24, 27]。外照射放疗不良反应已有文献报道：189 例患者接受高度适形立体定向治疗（日照射量中位数为 1.8Gy，平均总剂量 56.8Gy），随访 3 年 4 例（2.2%）出现视力下降，1 例视野缺损、三叉神经麻痹[28]，而脑干坏死罕见[29]。

（二）放射外科

SRS 主要用于小脑膜瘤（肿瘤直径＜3cm），边缘剂量为 12～16Gy[30-32]。约 8% 接受高边缘剂量（14～16Gy）者出现新发神经功能障碍或原有神经功能障碍加重，视神经、耳蜗神经以及三叉神经更易受累[33-35]。

颈静脉孔区脑膜瘤十分罕见，目前尚无首选放疗的相关报道。文献报道 62 例颅后窝脑膜瘤接受伽马刀治疗，其中包括 26 例颈静脉孔 / 岩骨脑膜瘤。短期随访（随访中位时间 28.7 个月）发现：55%（34/62）肿瘤缩小或消失，40%（25/62）肿瘤大小稳定，5%（3/62）肿瘤增大[36]。需要长期随访来判断放射外科控制颅底良性脑膜瘤生长的效果。Chohen-Inbar O 等最近报道 135 例 WHO Ⅰ 级颅底脑膜瘤接受单次伽马刀治疗长期随访效果[37]：中位数随访时间 102.5 个月，中位数肿瘤体积为 4.7cm，中位数边缘剂量为 15Gy；88.1% 肿瘤体积得到控制；5 年、10 年、15 年肿瘤无进展生存率分别达到 100%、95.4% 和 68.8%。北美伽马刀联盟评估了 675 例颅后窝脑膜瘤患者接受伽马刀治疗效果：男女比为 1：3.8；中位数年龄 57.6 岁（12—89 岁），43.3% 患者接受过手术；平均肿瘤体积 6.5cm³，中位数边缘剂量为 13.6Gy（8～40Gy），平均随访时间 60.1 个月；91.2% 肿瘤生长得到控制；伽马刀治疗后 3 年、5 年、10 年肿瘤控制率分别为 95%、92% 和 81%。与岩斜区、小脑幕、枕大孔区脑膜瘤相比，斜坡、岩骨、脑桥小脑角区肿瘤接受放射外科治疗后更容易出现神经功能损伤[38]。30% 颅底脑膜瘤患者接受伽马刀治疗后症状、体征加重[39]。

四、脊索瘤

脊索瘤术后常规接受放疗目前仍有争议：手术是治疗脊索瘤的主要方式，由于脊索瘤对放疗不敏感，放疗时需要大剂量照射。放射治疗可以减少肿瘤复发风险、延长生存期。颈静脉孔区脊索瘤毗邻脑干、后组脑神经、大血管及脊髓等重要结构，因此，需要采用精准放疗避免损伤周围重要结构。

推荐几种精准放疗技术：质子束治疗最常用于脊索瘤，大剂量照射病变组织，辐射周围组织很少；另一种粒子束治疗是碳离子治疗，效果类似质子束治疗。但这两项技术仅在少数中心应用；直线加速器、伽马刀、赛博刀等放射外科治疗更易实现且有效；也可选择调强放疗。尚无文献报道比较上述几种技术治疗效果。而传统光子放疗对脊索瘤无效[40]。

（一）质子束放疗

术后辅助放疗的价值以及不同放射治疗方式仍然值得探讨。一般认为质子束放疗的长期随访效果最好[41]。1989 年 Austin-Seymour M 等首次报道质子束放射可有效治疗脊索瘤[42]：68 例颅底脊索瘤或低级别软骨肉瘤患者术后接受 160-MeV 质子束分次高剂量放疗，随访期 17 个月以上（中位数 34 个月），5 年局部控制率 82%，无病生存率为 76%。

40 例颅底、颈椎脊索瘤患者 75% 接受平均照射剂量为 68.9CGE 的质子束放疗，中位随访时间 56.5 个月，5 年无进展生存率（progression-free survival，PFS）、总生存率（Overall survival，OS）分别为 70% 和 83.4%，作者认为手术与质子束治疗相结合能够改善患者预后 [43]。

美国肿瘤放射学会（the American Society of Radiation Oncology，ASTRO）新兴技术委员会发现了质子束放疗比光子治疗大脊索瘤更有效的证据 [44]，其他作者在比较两者时也获得同样结论 [45, 46]。也有报道斜坡段脊索瘤接受质子束放疗发生迟发性视神经功能障碍及失明 [47]。

（二）碳离子治疗

辅助质子束放疗、碳离子治疗、现代分次光子放疗的 5 年 PFS 率及 OS 率基本相同 [45]。表 12-2 总结了碳离子治疗和质子治疗的优缺点 [48]。

最新报道碳离子治疗颅底脊索瘤的远期随访结果 [49]：评估了 155 例术后残留肿瘤患者治疗效果，照射总剂量中位数为 60Gy，单次剂量 3Gy（相对生物学效应），增强计划靶区体积的中位数为 70ml（范围 2~294ml），随访时间中位数 72 个月（范围为 12~165 个月）；3 年、5 年、10 年局部控制率分别为 82%、72% 和 54%，总生存率分别为 95%，85% 和 75%；无远期毒副作用。

（三）放射外科

北美伽马刀联盟下属 6 家单位建议将伽马刀作为脊索瘤的辅助治疗手段 [50]。评估 71 例颅底脊索瘤治疗效果：放疗靶区体积中位数 7.1cm^3 瘤（范围 0.9~109cm^3），肿瘤边缘照射剂量中位数 15.0Gy（范围为 9~25Gy）；随访时间中位数 5 年（范围为 0.6~14 年），23 例死于肿瘤恶化；总体 5 年生存率 80%："非优先放疗"组 93%（n=50），"优先

表 12-2　质子束放疗及碳离子放疗优缺点对比

	质子束放疗	碳离子治疗
质子束放疗优势	费用较低 可以使用旋转机架实现多角度投送粒子 RBE 范围窄（1~1.1），投送剂量变化很小 低 RBE 降低了迟发正常组织损伤的风险	费用较高（2~3 倍于质子束放疗） 照射野固定，无法多角度 RBE 不确定（1.5~3.4），可能导致投送剂量变化较大 RBE 高且变化大增加了正常组织损伤的风险
碳离子放疗优势	RBE 和传统光子放疗相同，肿瘤控制率无明显改善 横向半影较大，可能导致正常组织辐射剂量高于碳离子放疗	RBE 更高，且 Bragg 峰高，可能控制肿瘤更好 横向半影较小，边缘适形剂量更佳，减小正常组织损伤
两者相同点	两者总体照射剂量有限，与光子放疗相比降低了诱发肿瘤的风险，特别是儿童患者	两者相关研究有限，小样本研究很难得出最终结论

RBE. 放射生物效应

放疗"组 43%（*n*=21）；总体肿瘤 5 年控制率为 66%："非优先放疗"组 69%，"优先放疗"组 62%。

文献报道利用赛博刀治疗颅底脊索瘤的有效性和毒性反应[51]：肿瘤体积中位数 14.7cc（范围 3.9～40.5cc），肿瘤边缘照射剂量中位数 30Gy（范围 20～36Gy），照射次数中位数 5 次（范围 3～5 次），随访时间中位数 42 个月（范围 17～63 个月）；10 例（91%）存活，1 例（1%）死于肿瘤恶化；8 例（73%）病情稳定，2 例（18%）肿瘤恶化；2 年总生存率为 91%；2 例患者分别在随访第 8 个月和第 28 个月时出现放疗诱发脑坏死。

（四）分次立体定向放射治疗

结合了精准立体定向计划和剂量分割的分次立体定向放射治疗特别适合于那些不适合放射外科治疗的巨大肿瘤（直径>4cm）。Heidelberg 经验，等中心点照射剂量中位数为 66.6Gy；2 年肿瘤局部控制率 82%，5 年肿瘤局部控制率 50%；2 年生存率 97%，5 年生存率 82%；最长随访 8 年，脊索瘤局部控制率和生存率分别为 40% 和 82%[52]。另一项研究中 12 例患者接受动态适形弧形放疗和加量调强放疗以及图像引导下分次立体定向调强放疗：照射剂量中位数为 66.6Gy（范围 48.6～68.4Gy），分次照射剂量为 180cGy，90% 等剂量线覆盖靶区，等中心点照射剂量中位数为 74Gy（范围 54～76Gy）；随访时间中位数 42 个月，5 年总生存率 76.4%；随访 24、60 个月时患者无进展生存率分别为 46.9%、37.5%[53]。另一项研究比较 13 例颅底脊索瘤患者术后接受传统局部放疗和（或）SRS 治疗与质子束治疗或重粒子治疗的效果：平均随访期为 122 个月（中位数 108 个月），5 年生存率 82.5%；

11 例生存期超过 5 年，5 例超过 10 年；作者认为传统放疗 5 年生存率与质子束治疗类似[54]。Choy W 等回顾分析 57 例颅内脊索瘤接受辅助 SRS 和立体定向放射治疗效果[55]：平均随访期 57.8 个月，平均肿瘤直径 3.36cm；最大放疗剂量平均值：8 例辅助 SRS 治疗 1783.3cGy，34 例辅助立体定向放射治疗 6339cGy；总复发率为 51.8%，1 年、5 年无进展生存率（progression-free survival，PFS）分别为 88.2%、35.2%；SRS 和 SRT 肿瘤控制率类似（P=0.28）。

五、软骨肉瘤

颅底软骨肉瘤是否应用辅助放疗仍有争议，最常用治疗方式是手术切除或术后辅以常规放疗、放射外科治疗或粒子放射治疗等[56-59]。颅底软骨肉瘤罕见，多为低级别惰性生长肿瘤。

（一）常规放疗

一般认为软骨肉瘤对常规放疗不敏感。照射剂量需要超过 60Gy 才能达到肿瘤局部控制，但颈静脉孔区存在诸多重要结构，故不推荐传统高能光子放疗。分次立体定向放疗等中心点照射剂量中位数达到 64.9Gy 即可实现肿瘤局部控制，5 年随访 100% 无复发[52]。

（二）质子束放疗

无法切除或复发软骨肉瘤特别是间叶型软骨肉瘤等对放疗敏感的类型应当考虑采用放射治疗。业已证明颅底脊索瘤及软骨肉瘤接受质子束放疗有效[60]。质子束放疗的主要优势在于其本身物理学特性：

Bragg 峰与照射区完全一致，从而减少靶区周围重要结构的继发损伤。已有文献报道软骨肉瘤采用立体定向放射治疗和放射外科治疗后肿瘤长期控制率[61-63]，大部分病例的肿瘤体积小于质子束治疗后体积。

Weber DC 等最近发表文章回顾分析瑞士苏黎世 Paul Scherrer 中心治疗颅底软骨肉瘤患者的远期效果及预后相关因素[64]：77 例患者接受投射剂量中位为 70Gy RBE（范围：64.0～76.0Gy RBE），平均随访期 69.2 个月（范围 4.6～190.8 个月）;6 例（7.8%）局部复发，5 例（6.5%）死亡；8 年肿瘤局部控制率和总生存率分别为 89.7% 和 93.5%；肿瘤体积＞25cm³（P=0.02）、PT 时脑干/视神经受压（P=0.04）、年龄＞30 岁（P=0.08）等因素与肿瘤局部控制率呈负相关；6 例（7.8%）患者出现高级别（≥3）不良辐射效应。

也有文献报道光子放疗与质子束放疗联合使用治疗颅底软骨肉瘤[65]：159 例患者接受单独质子束放疗或联合使用光子放疗与质子束放疗，总投射剂量中位数为 70.2Gy（RBE，范围 67～71），随访时间中位 77 个月（范围 2～214 个月）；5 例初始肿瘤体积较大者复发；5 年、10 年肿瘤局部控制率分别为 96.4% 和 93.5%，5 年、10 年总生存率分别为 94.9% 和 87%。

（三）碳离子疗法

碳离子放射治疗是另一种与质子束放疗类似、具备高放射生物学活性质子物理学特性的放射治疗方式。通过评估 54 例中至低级别颅底软骨肉瘤患者接受碳离子放射治疗的有效性和毒副作用发现[42]：所有病例先手术切除肿瘤；总剂量中位数为 CGE（每周分次 7×3.0CGE），随访时间中位 33 个月（范围 3～84 个月），2 例局部复发；3 年、4 年肿瘤局部控制率分别为 96.2% 和 89.8%；5 年总生存率为 98.2%。另一项研究 79 例颅底软骨肉瘤患者接受碳离子放射治疗：总照射剂量中位数等效于 60Gy（gray equivalent，GyE），分次剂量 3GyE[66]。随访期 91 个月（范围 3～175 个月），10 例局部复发；3 年、5 年、10 年局部肿瘤控制率分别为 95.9%、88% 和 88%。随访时间中位数 110 个月，3 年、5 年、10 年总生存率分别为 97.5%、97.5% 和 91.5%；放疗 7～10 年后，45.5%～53.3% 的患者神经功能损伤有所改善，基线值为 73.4%[67]。

（四）放射外科

与质子束放疗和碳离子放射治疗类似，放射外科也是颈静脉孔区软骨肉瘤备选辅助治疗方案之一。北美伽马刀联盟下属 7 家单位评估了 46 例颅底软骨肉瘤接受伽马刀治疗效果：36 例提前接受手术切除，5 例提前接受分次放射治疗；肿瘤体积中位数为 8.0cm^3（范围 0.9～28.2cm^3），边缘照射剂量中位数为 15Gy（范围 10.5～20Gy），随访时间中位 75 个月，8 例死亡；放射外科治疗后 3 年、5 年、10 年总生存率分别为 89%、86% 和 76%；10 例出现局部肿瘤恶化；3 年、5 年、10 年无进展生存率分别为 88%、85% 和 70%；8 例需再次手术，3 例（7%）出现不良辐射效应[63]

参考文献

[1] Ramina R, Maniglia JJ, Fernandes YB, Paschoal JR, Pfeilsticker LN, Coelho NM. Tumors of the jugular foramen: diagnosis and management. Neurosurgery. 2005;57(1):59–68.

[2] Konefal JB, Pilepich MV, Spector GJ, Perez CA. Radiation therapy in the treatment of chemodectomas. Laryngoscope. 1987;97(11):1331–5.

[3] Suárez C, Rodrigo JP, Bödeker CC, Llorente JL, Silver CE, Jansen JC, Takes RP, Strojan P, Pellitteri PK, Rinaldo A, Mendenhall WM, Ferlito A. Jugular and vagal paragangliomas:

systematic study of management with surgery and radiotherapy. Head Neck. 2013;35(8):1195–204.doi: 10.1002/hed.22976 .

[4] Liscak R, Urgosik D, Chytka T, Simonova G, Novotny Jr J, Vymazal J, Guseynova K, Vladyka V. Leksell Gamma Knife radiosurgery of the jugulotympanic glomus tumor: long-term results. J Neurosurg. 2014; 121 (Suppl):198–202. doi: 10.3171/ 2014.7.GKS14923 .

[5] Gandía-González ML, Kusak ME, Moreno NM, Sárraga JG, Rey G, Álvarez RM. Jugulotympanic paragangliomas treated with gamma knife radiosurgery: a single-center review of 58 cases. J Neurosurg. 2014;121(5):1158–65. doi: 10.3171/ 2014.5.JNS131880 .

[6] Scheick SM, Morris CG, Amdur RJ, Bova FJ, Friedman WA, Mendenhall WM. Long-term outcomes after radiosurgery for temporal bone paragangliomas. Am J Clin Oncol. 2015 Dec 8 [Epub ahead of print].

[7] El Majdoub F, Hunsche S, Igressa A, Kocher M, Sturm V, Maarouf M. Stereotactic LINACradiosurgery for glomus jugulare tumors: a long-term follow-up of 27 patients. PLoS One. 2015;10(6), e0129057. doi: 10.1371/journal.pone.0129057 . eCollection 2015.

[8] Chun SG, Nedzi LA, Choe KS, Abdulrahman RE, Chen SA, Yordy JS, Timmerman RD, Kutz JW, Isaacson B. A retrospective analysis of tumor volumetric responses to fi ve-fraction stereotactic radiotherapy for paragangliomas of the head and neck (glomus tumors). Stereotact Funct Neurosurg. 2014;92(3):153–9. doi: 10.1159/000360864 .

[9] Bianchi LC, Marchetti M, Brait L, Bergantin A, Milanesi I, Broggi G, Fariselli L. Paragangliomas of head and neck: a treatment option with CyberKnife radiosurgery. Neurol Sci. 2009;30(6):479–85.doi: 10.1007/s10072-009-0138-3 .

[10] Sawamura Y, Shirato H, Sakamoto T, Aoyama H, Suzuki K, Onimaru R, Isu T, Fukuda S, Miyasaka K. Management of vestibular schwannoma by fractionated stereotactic radiotherapy and associated cerebrospinal fl uid malabsorption. J Neurosurg. 2003;99(4):685–92.

[11] Niranjan A, Kondziolka D, Lunsford LD. Neoplastic transformation after radiosurgery or radiotherapy: risk and realities. Otolaryngol Clin North Am. 2009;42(4):717–29. doi: 10.1016/ j. otc.2009.04.005 .

[12] Meijer OW, Vandertop WP, Baayen JC, Slotman BJ. Single-fraction vs. fractionated linac-based stereotactic radiosurgery for vestibular schwannoma: a single-institution study. Int J Radiat Oncol Biol Phys. 2003;56(5):1390–6.

[13] Martin JJ, Kondziolka D, Flickinger JC, Mathieu D, Niranjan A, Lunsford LD. Cranial nerve preservation and outcomes after stereotactic radiosurgery for jugular foramen schwannomas. Neurosurgery. 2007;61(1):76–81.

[14] Hasegawa T, Kato T, Kida Y, Sasaki A, Iwai Y, Kondoh T, Tsugawa T, Sato M, Sato M, Nagano O, Nakaya K, Nakazaki K, Kano T, Hasui K, Nagatomo Y, Yasuda S, Moriki A, Serizawa T, Osano S, Inoue A. Gamma knife surgery for patients with jugular foramen schwannomas: a multiinstitutional retrospective study in Japan. J Neurosurg. 2016;22:1–10 [Epub ahead of print].

[15] Park ES, Lee EJ, Park JB, Cho YH, Hong SH, Kim JH, Kim CJ. A single-institution retrospective study of jugular foramen schwannoma management: radical resection versus subtotal intracranial resection through a retrosigmoid suboccipital approach followed by radiosurgery. World Neurosurg. 2015;S1878–8750(15):01386–8. doi: 10.1016/j.wneu. 2015. 10. 042 [Epub ahead of print].

[16] Shamisa A, Bance M, Nag S, Tator C, Wong S, Norén G, Guha A. Glioblastoma multiforme occurring in a patient treated with gamma knife surgery: case report and review of the literature. J Neurosurg. 2013;119 (Suppl): 816–21.

[17] Tanbouzi Husseini S, Piccirillo E, Taibah A, Paties CT, Rizzoli R, Sanna M. Malignancy in vestibular schwannoma after stereotactic radiotherapy: a case report and review of the literature. Laryngoscope. 2011;121(5):923–8. doi: 10.1002/lary.21448 .

[18] Seferis C, Torrens M, Paraskevopoulou C, Psichidis G. Malignant transformation in vestibular schwannoma: report of a single case, literature search, and debate. J Neurosurg. 2014;

121(Suppl):160–6. doi: 10.3171/2014.7.GKS141311 .

[19] Hug EB, Devries A, Thornton AF, Munzenride JE, Pardo FS, Hedley-Whyte ET, Bussiere MR, Ojemann R. Management of atypical and malignant meningiomas: role of high-dose, 3D-conformal radiation therapy. J Neurooncol. 2000;48(2):151–60.

[20] Perry A, Scheithauer BW, Stafford SL, Lohse CM, Wollan PC. "Malignancy" in meningiomas: a clinicopathologic study of 116 patients, with grading implications. Cancer. 1999;85(9):2046–56.

[21] Perry A, Stafford SL, Scheithauer BW, Suman VJ, Lohse CM. Meningioma grading: an analysis of histologic parameters. Am J Surg Pathol. 1997;21(12): 1455–65.

[22] Willis J, Smith C, Ironside JW, Erridge S, Whittle IR, Everington D. The accuracy of meningioma grading: a 10-year retrospective audit. Neuropathol Appl Neurobiol. 2005;31(2):141–9.

[23] Elia AE, Shih HA, Loeffler JS. Stereotactic radiation treatment for benign meningiomas. Neurosurg Focus. 2007;23(4), E5.

[24] Condra KS, Buatti JM, Mendenhall WM, Friedman WA, Marcus Jr RB, Rhoton AL. Benign meningiomas: primary treatment selection affects survival. Int J Radiat Oncol Biol Phys. 1997;39(2):427–36.

[25] Maguire PD, Clough R, Friedman AH, Halperin EC. Fractionated external-beam radiation therapy for meningiomas of the cavernous sinus. Int J Radiat Oncol Biol Phys. 1999;44(1):75–9.

[26] Pirzkall A, Debus J, Haering P, Rhein B, Grosser KH, Höss A, Wannenmacher M. Intensity modulated radiotherapy (IMRT) for recurrent, residual, or untreated skull-base meningiomas: preliminary clinical experience. Int J Radiat Oncol Biol Phys. 2003;55(2):362–72.

[27] Narayan S, Cornblath WT, Sandler HM, Elner V, Hayman JA. Preliminary visual outcomes after three-dimensional conformal radiation therapy for optic nerve sheath meningioma. Int J Radiat Oncol Biol Phys. 2003;56(2):537–43.

[28] Debus J, Wuendrich M, Pirzkall A, Hoess A, Schlegel W, Zuna I, Engenhart-Cabillic R, Wannenmacher M. High effi cacy of fractionated stereotactic radiotherapy of large base-ofskull meningiomas: long-term results. J Clin Oncol. 2001;19(15):3547–53.

[29] Goldsmith BJ, Rosenthal SA, Wara WM, Larson DA. Optic neuropathy after irradiation of meningioma. Radiology. 1992;185(1):71–6.

[30] Flickinger JC, Kondziolka D, Maitz AH, Lunsford LD. Gamma knife radiosurgery of imagingdiagnosed intracranial meningioma. Int J Radiat Oncol Biol Phys. 2003;56(3):801–6.

[31] Nicolato A, Foroni R, Alessandrini F, Maluta S, Bricolo A, Gerosa M. The role of Gamma Knife radiosurgery in the management of cavernous sinus meningiomas. Int J Radiat Oncol Biol Phys. 2002;53(4):992–1000.

[32] Roche PH, Pellet W, Fuentes S, Thomassin JM, Régis J. Gamma knife radiosurgical management of petroclival meningiomas results and indications. Acta Neurochir. 2003;145(10):883–8.

[33] DiBiase SJ, Kwok Y, Yovino S, Arena C, Naqvi S, Temple R, Regine WF, Amin P, Guo C, Chin LS. Factors predicting local tumor control after gamma knife stereotactic radiosurgery for benign intracranial meningiomas. Int J Radiat Oncol Biol Phys. 2004;60(5):1515–9.

[34] Stafford SL, Pollock BE, Foote RL, Link MJ, Gorman DA, Schomberg PJ, Leavitt JA. Meningioma radiosurgery: tumor control, outcomes, and complications among 190 consecutive patients. Neurosurgery. 2001;49(5):1029–38.

[35] Subach BR, Lunsford LD, Kondziolka D, Maitz AH, Flickinger JC. Management of petroclival meningiomas by stereotactic radiosurgery. Neurosurgery. 1998;42(3):437–45.

[36] Nicolato A, Foroni R, Pellegrino M, Ferraresi P, Alessandrini F, Gerosa M, Bricolo A. Gamma knife radiosurgery in meningiomas of the posterior fossa. Experience with 62 treated lesions. Minim Invasive Neurosurg. 2001;44(4):211–7.

[37] Cohen-Inbar O, Lee CC, Schlesinger D, Xu Z, Sheehan JP. Long-term results of stereotactic radiosurgery for skull base meningiomas.neurosurgery. 2015 Sep 29 [Epub ahead of print].

[38] Sheehan JP, Starke RM, Kano H, Barnett GH, Mathieu D, Chiang V, Yu JB, Hess J, McBride HL, Honea N, Nakaji P, Lee JY, Rahmathulla G, Evanoff WA, Alonso-Basanta M, Lunsford LD. Gamma Knife radiosurgery for posterior fossa meningiomas: a multicenter study. J Neurosurg. 2015;122(6):1479–89. doi: 10.3171/2014.10.JNS14139 .

[39] Bir SC, Ambekar S, Ward T, Nanda A. Outcomes and complications of gamma knife radiosurgery for skull base meningiomas. J Neurol Surg B Skull Base. 2014;75(6):397–401. doi: 10.10 55/s-0034-1376422 .

[40] Amichetti M, Cianchetti M, Amelio D, Enrici RM, Minniti G. Proton therapy in chordoma of the base of the skull: a systematic review. Neurosurg Rev. 2009;32(4):403–16. doi: 10.1007/s10143-009-0194-4 .

[41] Jahangiri A, Jian B, Miller L, El-Sayed IH, Aghi MK. Skull base chordomas: clinical features, prognostic factors, and therapeutics. Neurosurg Clin N Am. 2013;24(1):79–88. doi: 10.1016/j.nec.2012.08.007 .

[42] Austin-Seymour M, Munzenrider J, Goitein M, Verhey L, Urie M, Gentry R, Birnbaum S, Ruotolo D, McManus P, Skates S, et al. Fractionated proton radiation therapy of chordoma and low-grade chondrosarcoma of the base of the skull. J Neurosurg. 1989;70(1):13–7.

[43] Yasuda M, Bresson D, Chibbaro S, Cornelius JF, Polivka M, Feuvret L, Takayasu M, George B. Chordomas of the skull base and cervical spine: clinical outcomes associated with a multimodal surgical resection combined with proton-beam radiation in 40 patients. Neurosurg Rev. 2012;35(2):171–83. doi: 10.1007/s10143-011-0334-5 .

[44] Allen AM, Pawlicki T, Dong L, Fourkal E, Buyyounouski M, Cengel K, Plastaras J, Bucci MK, Yock TI, Bonilla L, Price R, Harris EE, Konski AA. An evidence based review of proton beam therapy: the report of ASTRO's emerging technology committee. Radiother Oncol. 2012;103(1):8–11. doi: 10.1016/j.radonc.2012.02.001 .

[45] Di Maio S, Temkin N, Ramanathan D, Sekhar LN. Current comprehensive management of cranial base chordomas: 10-year meta-analysis of observational studies. J Neurosurg. 2011;115(6):1094–105. doi: 10.3171/2011.7.JNS11355 .

[46] Jahangiri A, Chin AT, Wagner JR, Kunwar S, Ames C, Chou D, Barani I, Parsa AT, McDermott MW, Benet A, El-Sayed IH, Aghi MK. Factors predicting recurrence after resection of clival chordoma using variable surgical approaches and radiation modalities. Neurosurgery. 2015;76(2):179–1986. doi: 10.1227/NEU.0000000000000611 .

[47] Chacko JG, Schatz NJ, Glaser JS. Delayed optic nerve complications after proton beam irradiation. Ann Ophthalmol (Skokie). 2008;40(3–4):166–70.

[48] Chu W, Combs S, DeLaney T, Gomez D, Hug E, Orecchia R, Tsuboi K, Tsujii H, Cho KH. Reported by Milby AB. Carbon vs. proton for innovative applications of particle beam therapy. The annual Particle Therapy Cooperative Group (PTCOG 51) meeting in NCC, Goyang and Seoul, South Korea, May 14–19, 2012. OncoLink at PTCOG 2012. https://www.oncolink.org/conferences/article.cfm?id=6696 . Accessed on March 17, 2016.

[49] Uhl M, Mattke M, Welzel T, Roeder F, Oelmann J, Habl G, Jensen A, Ellerbrock M, Jäkel O, Haberer T, Herfarth K, Debus J. Highly effective treatment of skull base chordoma with carbon ion irradiation using a raster scan technique in 155 patients: first long-term results. Cancer. 2014;120(21):3410–7. doi: 10.1002/cncr.28877 .

[50] Kano H, Iqbal FO, Sheehan J, Mathieu D, Seymour ZA, Niranjan A, Flickinger JC, Kondziolka D, Pollock BE, Rosseau G, Sneed PK, McDermott MW, Lunsford LD. Stereotactic radiosurgery for chordoma: a report from the North American Gamma Knife Consortium. Neurosurgery. 2011;68(2):379–89. doi: 10.1227/NEU.0b013e3181ffa12c .

[51] Zorlu F, Gultekin M, Cengiz M, Yildiz F, Akyol F, Gurkaynak M, Ozyigit G. Fractionated stereotactic radiosurgery treatment results for skull base chordomas. Technol Cancer Res Treat. 2014;13(1):11–9. doi: 10.7785/tcrt.2012.500354 .

[52] Debus J, Schulz-Ertner D, Schad L, Essig M, Rhein B, Thillmann CO, Wannenmacher M. Stereotactic fractionated radiotherapy for chordomas and chondrosarcomas of the skull base.

Int J Radiat Oncol Biol Phys. 2000;47(3):591–6.

[53] Bugoci DM, Girvigian MR, Chen JC, Miller MM, Rahimian J. Photon-based fractionated stereotactic radiotherapy for postoperative treatment of skull base chordomas. Am J Clin Oncol. 2013;36(4):404–10. doi: 10.1097/COC.0b013e318248dc6f .

[54] Yoneoka Y, Tsumanuma I, Fukuda M, Tamura T, Morii K, Tanaka R, Fujii Y. Cranial base chordoma--long term outcome and review of the literature. Acta Neurochir. 2008;150(8):773–8. doi: 10.1007/s00701-008-1600-3 .

[55] Choy W, Terterov S, Ung N, Kaprealian T, Trang A, DeSalles A, Chung LK, Martin N, Selch M, Bergsneider M, Yong W, Yang I. Adjuvant stereotactic radiosurgery and radiation therapy for the treatment of intracranial chordomas. J Neurol Surg B Skull Base. 2016;77(1):38–46. doi: 10.1055/s-0035-1554907 .

[56] Crockard HA, Cheeseman A, Steel T, Revesz T, Holton JL, Plowman N, Singh A, Crossman J. A multidisciplinary team approach to skull base chondrosarcomas. J Neurosurg. 2001;95(2):184–9.

[57] Gay E, Sekhar LN, Rubinstein E, Wright DC, Sen C, Janecka IP, Snyderman CH. Chordomas and chondrosarcomas of the cranial base: results and follow-up of 60 patients. Neurosurgery. 1995;36(5):887–97.

[58] Mendenhall WM, Lewis SB, Villaret DB, Mendenhall NP. Skull base chondrosarcomas. Cancer Ther. 2004;2:519–24.

[59] Muthukumar N, Kondziolka D, Lunsford LD, Flickinger JC. Stereotactic radiosurgery for chordoma and chondrosarcoma: further experiences. Int J Radiat Oncol Biol Phys. 1998;41(2):387–92.

[60] Hug EB, Loredo LN, Slater JD, DeVries A, Grove RI, Schaefer RA, Rosenberg AE, Slater JM. Proton radiation therapy for chordomas and chondrosarcomas of the skull base. J Neurosurg. 1999;91(3):432–9.

[61] Hasegawa T, Ishii D, Kida Y, Yoshimoto M, Koike J, Iizuka H. Gamma knife surgery for skull base chordomas and chondrosarcomas. J Neurosurg. 2007;107(4):752–7.

[62] Hauptman JS, Barkhoudarian G, Safaee M, Gorgulho A, Tenn S, Agazaryan N, Selch M, De Salles AA. Challenges in linear accelerator radiotherapy for chordomas and chondrosarcomas of the skull base: focus on complications. Int J Radiat Oncol Biol Phys. 2012;83(2):542–51. doi: 10.1016/j.ijrobp.2011.08.004 .

[63] Kano H, Sheehan J, Sneed PK, McBride HL, Young B, Duma C, Mathieu D, Seymour Z, McDermott MW, Kondziolka D, Iyer A, Lunsford LD. Skull base chondrosarcoma radiosurgery: report of the North American Gamma Knife Consortium. J Neurosurg. 2015; 123 (5): 1268–75. doi: 10.3171/2014.12.JNS132580 .

[64] Weber DC, Badiyan S, Malyapa R, Albertini F, Bolsi A, Lomax AJ, Schneider R. Long-term outcomes and prognostic factors of skull-base chondrosarcoma patients treated with pencilbeam scanning proton therapy at the Paul Scherrer Institute. Neuro Oncol. 2016;18(2):236–43. doi: 10.1093/neuonc/nov154 .

[65] Feuvret L, Bracci S, Calugaru V, Bolle S, Mammar H, De Marzi L, Bresson D, Habrand JL, Mazeron JJ, Dendale R, Noël G. Effi cacy and safety of adjuvant proton therapy combined with surgery for chondrosarcoma of the skull base: a retrospective, population-based study. Int J Radiat Oncol Biol Phys. 2015. pii: S0360-3016(15)26854-X. doi: 10.1016/j.ijrobp.2015.12.016 . [Epub ahead of print].

[66] Schulz-Ertner D, Nikoghosyan A, Hof H, Didinger B, Combs SE, Jäkel O, Karger CP, Edler L, Debus J. Carbon ion radiotherapy of skull base chondrosarcomas. Int J Radiat Oncol Biol Phys. 2007;67(1):171–7.

[67] Uhl M, Mattke M, Welzel T, Oelmann J, Habl G, Jensen AD, Ellerbrock M, Haberer T, Herfarth KK, Debus J. High control rate in patients with chondrosarcoma of the skull base after carbon ion therapy: fi rst report of long-term results. Cancer. 2014;120(10):1579–85. doi: 10.1002/ cncr.28606 .

第 13 章　化学治疗
Chemotherapy

颈静脉孔区肿瘤诊治是临床难题，手术切除肿瘤面临诸多挑战，选择有效治疗方式仍然值得研究。颈静脉孔区常见肿瘤（副神经节瘤、神经鞘瘤、脑膜瘤）通常对化疗不敏感。

一、副神经节瘤

副神经节瘤多为单发、生长缓慢，根据组织病理学难以判断良恶性，如果出现转移灶有助于确诊[1]。

彻底治疗副神经节瘤需要综合利用各种治疗方式，处理肿瘤残余、发生转移时可以考虑化疗。尽管如此，目前仍然缺乏副神经节瘤接受化疗相关数据，几项大样本相关研究结论互相矛盾。1995 年 Patel 介绍了其 15 年的治疗经验：阿霉素、达卡巴嗪、环磷酰胺治疗副神经节瘤有一定效果；但 1992 年 Massey、Wallner 采用同样方案认为无效。此后只有个别病例报告使用吉西他滨、索拉非尼获得较好效果，并无前瞻性随机对照研究见诸文献。总之，目前尚无有效化疗药物可用于治疗良性颈静脉孔区副神经节瘤，手术切除仍为首选[2, 3]。

恶性副神经节瘤生存率为 34%～60%，这些肿瘤的治疗仍是一种挑战。Gillon 等利用环磷酰胺节律化疗成功治愈 2 例恶性副神经节瘤患者。舒尼替尼是一种酪氨酸激酶抑制药，具有促进抗血管形成和免疫刺激作用 [4]。文献报道利用 [131]I- 间碘苄胍（MIBG）治疗 1 例伴发腹膜后、膀胱肿瘤的副神经节瘤以及联合使用 ^{131}I-MIBG 和舒尼替尼治疗 1 例转移性副神经节瘤（遗传性副神经节 - 嗜铬细胞瘤综合征）获得肿瘤缓解 [5, 6]。

二、脑膜瘤

颈静脉孔结构具有发展成颅外脑膜瘤的胚胎学和组织学潜能 [7]：脑神经无硬膜包裹、涉及中胚层结缔组织 [8]。

总体而言，脑膜瘤是最常见颅内肿瘤之一，占原发性脑肿瘤的 20%～30%。世界卫生组织（WHO）将脑膜瘤分为 3 级：1 级良性脑膜瘤；2 级非典型脑膜瘤；3 级间变型脑膜瘤。WHO 1 级脑膜瘤应手术全切以期延长无病生存期或彻底治愈。

与此相反，高级别脑膜瘤尽管采取手术治疗和多种形式放疗等综合治疗策略仍然经常复发、需要再次治疗。此时全身治疗似乎有可取之处，但目前脑膜瘤接受全身治疗数量十分有限。

生物化学研究证实大约 70% 脑膜瘤孕激素受体阳性、30% 雌激素受体阳性，考虑到女性患者居多的流行病学特点，提示脑膜瘤的生长可能存在激素依赖 [9, 10]。脑膜瘤还可表达其他受体，因此多种激素治疗方案已用于那些无法再手术或放疗的复发脑膜瘤。虽然最初治疗结果令人充满希望，但最终大量临床试验均告失败，这些患者未能从中获益。一些临床实验应用孕激素受体激动药（醋酸甲地孕酮）和孕激素受体抑制药（米非司酮）效果与安慰剂无明显差异：米非司酮组无进展生存期中位数为 10 个月，而安慰剂组为 12 个月 [9-11]；他莫昔芬也被证明无效。

体外试验显示干扰素 -α 可以抑制人工培养脑膜瘤细胞系生长。35 例无法手术、接受放疗的 WHO 1 级脑膜瘤复发患者接受干扰素 -α 治疗：尽管影像检查无明显变化，但患者无进展生存期得以延长，因此建议治疗复发低级别脑膜瘤可将干扰素 -α 作为一种活性药物使用 [12]。

羟基脲是另一种可用于治疗复发脑膜瘤的化疗药物，1997 年 Schrell 等利用体外试验证实羟基脲可通过诱导细胞凋亡有效抑制培养的脑膜瘤细胞。在此令人振奋的实验之后，数个相关临床试验只获得一般结果。除此之外，许多羟基脲相关研究中患者接受放射治疗并非完全无效，因此导致治疗结果存在潜在偏差。这些结论说明尽管羟基脲耐受性好且使用方便，但治疗效果有限 [13, 14]。

钙离子通道阻断药环磷酰胺和长春新碱效果与上类似，无法证明能有效治疗复发性恶性脑膜瘤 [9, 15]。

目前脑膜瘤分子发病机制研究取得一些进展：脑膜瘤的生长涉及几种细胞生长因子包括血小板源性生长因子（platelet-derived growth factor，PDGF）、表皮生长因子（epidermal growth factor，EGF）、血管内皮生长因子（vascular endothelial growth factor，VEGF）及其受体和信号传导通路的过度表达。许多实验试图证明特殊抑制药如生长抑素（奥曲肽）、表皮生长因子受体（epidermal growth factor receptor，EGFR）抑制药（吉非替尼）、血小板源性生长因子受体（plateletderived growth factor receptor，PDGFR）抑制药（伊马替尼）等药物的治疗效果，但无法证明有效 [16, 17]。

VEGF 在肿瘤血管发生和瘤周组织水肿方面发挥着重要作用：脑膜瘤可表达 VEGF 和 VEGFR，且其表达水平随肿瘤级别上升而提高。进入临床试验药物数量十分有限，且其毒副作用尚不清楚。这些药物仅只是细胞抑制药，需要长期服用才能观察有无效果，需要更多研究来支持其临床应用 [18, 19]。

三、神经鞘瘤

颅内神经鞘瘤大约占原发性颅内肿瘤的 8%[20]。起源于颈静脉孔神经鞘瘤十分罕见，只占颅内神经鞘瘤的 2.9%[21]。

目前颈静脉孔区神经鞘瘤治疗仍以手术为主，尚无有效化疗药物。文献报道所有试验都集中于听神经瘤中神经纤维瘤病：贝伐单抗效果良好，肿瘤体积缩小、听力得以保留；其他药物如拉帕替尼（EGFR/ErbB$_2$ 抑制药）等尚无确切疗效证据。手术仍是治疗颈静脉孔区神经鞘瘤的唯一选择。

四、脊索瘤

脊索瘤对放疗不敏感、细胞毒素类化疗药亦无效。深入研究脊索瘤分子生物学机制可能有助于发现有效药物 [22]。Lebellec 等回顾分析 1990—2014 年发表的 19 篇脊索瘤靶向药物治疗文献 [23]，最佳效果是 52%～69% 肿瘤保持稳定。Hindi 等利用伊马替尼（血小板源性生长因子受体抑制药，800mg/d）治疗 48 例无法手术侵袭性脊索瘤（PDGFR/PDGFRB 阳性）[24]：治疗持续时间中位数为 7 个月，随访时间中位数为 24.5 个月，无进展生存期中位数（PFS）为 9.9 个月；一些病例 EGFR 抑制药（埃罗替尼、吉非替尼、拉帕替尼）部分有效、且可持续 [25, 26]。

五、软骨肉瘤

软骨肉瘤尚无合适化疗药物。与脊索瘤类似，深入研究脊索瘤分子生物学机制可能有助于发现有效药物。Bloch 等 [27] 回顾综述软骨肉瘤活性信号通路 [27]：一些功能学实验发现细胞表面整合素活化能够上调基质金属蛋白酶（matrix metalloproteinases，MMPS）、促使细胞外基质降解从而导致瘤细胞转移；软骨肉瘤细胞的增殖和降解取决于过氧化物酶体增殖物激活受体 -γ（peroxisome proliferator-activated receptor-gamma，PPAR-γ）。了解这些信号通路可能促进靶向治疗进一步发展。

参考文献

[1] Schwaber MK, Glasscock ME, Nissen AJ, Jackson CG, Smith PG. Diagnosis and management of catecholamine secreting glomus tumors. Laryngoscope. 1984;94:1008–15.

[2] Massey V, Wallner K. Treatment of metastatic chemodectoma. Cancer. 1992;69:790–2.

[3] Patel SR, Winchester DJ, Benjamin RS. A 15-year experience with chemotherapy of patients with paraganglioma. Cancer. 1995;76:1476–80.

[4] Gillon P, Godbert Y, Dupin C, Bubien V, Italiano A, Roubaud G. Long clinical benefi t achieved in two patients with malignant paraganglioma treated by metronomic cyclophosphamide. Future Oncol. 2014;10(14):2121–5.

[5] Cai Y, Li HZ, Zhang YS. Successful treatment of coexisting paraganglioma of the retroperitoneum and urinary bladder by intermediate-dose 131I-MIBG therapy: a case report. Medicine. 2015;94, e1686.

[6] Makis W, McCann K, McEwan AJ, Sawyer MB. Combined treatment with 131I-MIBG and

sunitinib induces remission in a patient with metastatic paraganglioma due to hereditary paraganglioma- pheochromocytoma syndrome from an SDHB mutation. Clin Nucl Med. 2016;41(3):204–6.

[7] Hoye SJ, Hoar Jr CS, Murray JE. Extracranial meningioma presenting as a tumor of the neck. Am J Surg. 1960;100:486–9.

[8] Ayeni SA, Ohata K, Tanaka K, Hakuba A. The microsurgical anatomy of the jugular foramen. J Neurosurg. 1995;83:903–9.

[9] Norden AD, Drappatz J, Wen PY. Advances in meningioma therapy. Curr Neurol Neurosci Rep. 2009;9:231–40.

[10] Sioka C, Kyritsis AP. Chemotherapy, hormonal therapy, and immunotherapy for recurrent meningiomas. J Neurooncol. 2009;92:1–6.

[11] Chargari C, Védrine L, Bauduceau O, Le Moulec S, Ceccaldi B, Magné N. Reappraisal of the role of endocrine therapy in meningioma management. Endocr Relat Cancer. 2008;15:931–41.

[12] Chamberlain MC, Glantz MJ. Interferon-alpha for recurrent World Health Organization grade 1 intracranial meningiomas. Cancer. 2008;113:2146–51.

[13] Schrell UM, Rittig MG, Anders M, Koch UH, Marschalek R, Kiesewetter F, et al. Hydroxyurea for treatment of unresectable and recurrent meningiomas II. Decrease in the size of meningiomas in patients treated with hydroxyurea. J Neurosurg. 1997;86:840–4.

[14] Schrell UM, Rittig MG, Anders M, Koch UH, Marschalek R, Kiesewetter F, et al. Hydroxyurea for treatment of unresectable and recurrent meningiomas. I. Inhibition of primary human meningioma cells in culture and in meningioma transplants by induction of the apoptotic pathway. J Neurosurg. 1997;86:845–52.

[15] Chamberlain MC. Adjuvant combined modality therapy for malignant meningiomas. J Neurosurg. 1996;84:733–6.

[16] Norden AD, Raizer JJ, Abrey LE, Lamborn KR, Lassman AB, Chang SM, et al. Phase II trials of erlotinib or gefi tinib in patients with recurrent meningioma. J Neurooncol. 2010;96:211–7.

[17] Wen PY, Yung WK, Lamborn KR, Norden AD, Cloughesy TF, Abrey LE, et al. Phase II study of imatinib mesylate for recurrent meningiomas (North American brain tumor consortium study 01–08). Neuro Oncol. 2009;11:853–60.

[18] Lou E, Sumrall AL, Turner S, Peters KB, Desjardins A, Vredenburgh JJ, et al. Bevacizumab therapy for adults with recurrent/progressive meningioma: a retrospective series. J Neurooncol. 2012;109:63–70.

[19] Nayak L, Iwamoto FM, Rudnick JD, Norden AD, Lee EQ, Drappatz J, et al. Atypical and anaplastic meningiomas treated with bevacizumab. J Neurooncol. 2012;109:187–93.

[20] Goldenberg RA, Gardner G. Tumors of the jugular foramen: surgical preservation of neural function. Otolaryngol Head Neck Surg. 1991;104:129.

[21] Crumley RL, Wilson C. Schwannomas of the jugular foramen. Laryngoscope. 1984;94(6): 772–8.

[22] Bompas E, Le Cesne A, Tresch-Bruneel E, Lebellec L, Laurence V, Collard O, et al. Sorafenib in patients with locally advanced and metastatic chordomas: a phase II trial of the French Sarcoma Group (GSF/GETO). Ann Oncol. 2015;26:2168–73.

[23] Lebellec L, Aubert S, Zaïri F, Ryckewaert T, Chaufert B, Penel N. Molecular targeted therapies in advanced or metastatic chordoma patients: facts and hypotheses. Crit Rev Oncol Hematol. 2015;95(1):125–31.

[24] Hindi N, Casali PG, Morosi C, Messina A, Palassini E, Pilotti S, et al. Imatinib in advanced chordoma: a retrospective case series analysis. Eur J Cancer. 2015;51(17):2609–14.

[25] Di Maio S, Yip S, Al Zhrani GA, Alotaibi FE, Al Turki A, Kong E, et al. Novel targeted therapies in chordoma: an update. Ther Clin Risk Manag. 2015;11:873–83.

[26] Houessinon A, Boone M, Constans JM, Toussaint P, Chaufert B. Sustained response of a clivus chordoma to erlotinib after imatinib failure. Case Rep Oncol. 2015;8(1):25–9.

[27] Bloch O, Sughrue ME, Mills SA, Parsa AT. Signaling pathways in cranial chondrosarcoma: potential molecular targets for directed chemotherapy. J Clin Neurosci. 2011;18:881–5.

第 14 章　手术结果、术后康复和结论
Surgical Results, Rehabilitation, and Conclusions

一、手术结果

　　分析 1993—2016 年 163 例接受手术治疗的颈静脉孔区肿瘤患者（图 14-1）：副神经节瘤（86 例，52.7%）最常见，其次是神经鞘瘤（25 例）、脑膜瘤（16 例）；149 例采用颅颈入路，14 例神经鞘瘤、脑膜瘤、脊索瘤、软骨肉瘤、内淋巴囊瘤、动脉瘤样骨囊肿（未侵及颈部）采用改良乙状窦后入路。

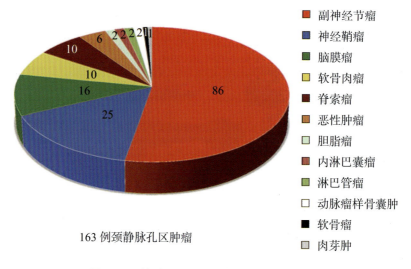

163 例颈静脉孔区肿瘤

- 副神经节瘤
- 神经鞘瘤
- 脑膜瘤
- 软骨肉瘤
- 脊索瘤
- 恶性肿瘤
- 胆脂瘤
- 内淋巴囊瘤
- 淋巴管瘤
- 动脉瘤样骨囊肿
- 软骨瘤
- 肉芽肿

▲ 图 14-1　接受手术的颈静脉孔区肿瘤组织学分类

（一）副神经节瘤

所有副神经节瘤均侵及颈静脉孔，78 例（90%）累及内耳，75 例（87%）累及颈部，56 例（65%）侵入颅内；22 例颈内动脉受累，其中 8 例通过影像检查或术中证实病变累及颈内动脉壁；3 例累及 ICA 壁者提前植入血管支架以便术中切除肿瘤时避免损伤血管，植入术后连续服用 3 个月阿司匹林以防止支架闭塞，切除肿瘤时未损伤血管；2 例颈动脉壁受侵年轻患者提前实施颈外动脉 - 大脑中动脉 M_2 段高流量搭桥、球囊阻断岩骨段颈内动脉，将肿瘤与受累颈内动脉一并切除；上述 5 例颈内动脉壁受累者采取了较为激进的治疗方案，均未发生缺血性功能障碍。4 例患者有家族史，其中 3 例表现为多发副神经节瘤，相关肿瘤最常见于颈动脉分叉处。2 例肿瘤分泌儿茶酚胺，导致高血压、头痛、心律失常、恶心、心悸；术前 1 周其中 1 例服用 α 肾上腺素受体阻断药酚苄明，另一例服用选择性 $α_1$ 受体阻断药哌唑嗪。β 受体阻断药仅用于分泌去甲肾上腺素的肿瘤，不可用于控制高血压。若 β- 阻断先于 α- 阻断则可能引起心肌梗死、器官缺血，甚至可能由于无竞争 α 激动致死。副神经节瘤切除程度见表 14-1。

表 14-1　副神经节瘤切除程度

86 例副神经节瘤	切除程度	
	全　切	次全切 9 例复发 /4 例恶性
病例数	67（78%）	19（22%）
复发	7（10%）	9（47%）

67 例（78%）完全切除，7 例（10%）复发：3 例放疗、2 例放射外科治疗、2 例再次手术；19 例（22%）次全切除，后组脑神经受侵、颈内动脉受累是妨碍全切肿瘤的主要因素；9 例外院术后复发、4 例恶性副神经节瘤伴颈淋巴结转移者均接受术后放疗。

术后死亡 2 例（2%）：1 例死于颈内动脉闭塞，1 例死于颈内静脉出血引致颈部巨大血肿；此例术中未行颈内静脉双重缝扎，术后剧烈咳嗽导致颈内静脉出血形成颈部巨大血肿；虽然及时清除血肿，但出现脑缺血、缺氧，2 个月后死亡；建议双重结扎颈内静脉以避免此类并发症。肿瘤全切者术后每年复查一次 MRI，接受次全切及放疗者每半年复查一次 MRI。失访 3 例。本组病例未发现肿瘤复发或残余瘤体再次生长，但仍建议长期随访。

（二）脑膜瘤

本组病例包括 16 例颈静脉孔区脑膜瘤，排除起源于他处累及颈静脉孔者（脑桥小脑角、岩斜区或颅颈交界区）。脑膜内皮细胞型 10 例，间变型 3 例，乳头型 2 例，微囊型 1 例；9 例完全切除（8 例内皮型，1 例乳头型）；病变累及脑神经、颅底骨质及恶性脑膜瘤是选择次全切除的主要原因（表 14-2）。

2 例术后死于肺栓塞和吸入性肺炎（术后出现后组脑神经功能障碍）。1 例间变型脑膜瘤、1 例侵袭性生长乳头型脑膜瘤行次全切术后给予放射治疗及放射外科治疗。2 例恶性脑膜瘤尽管术后给予辅助放疗仍因肿瘤恶化于术后数月死亡。

（三）神经鞘瘤

25 例颈静脉孔区神经鞘瘤均全切肿瘤，无死亡病例，但 10 例

表 14–2　脑膜瘤切除程度

组织病理类型	病例数	切除程度	
		全　切	次全切
脑膜内皮细胞型	10	8	2
间变型	3	0	3
乳头型	2	1	1
微囊型	1	0	1

（40%）术后出现后组脑神经功能障碍或原有神经功能障碍加重，其中 4 例需行气管切开。术后 6 个月大多数患者神经功能障碍恢复，所有气管套管均拔除。由于乙状窦和颈静脉球未闭塞，静脉结构均予以完整保留。

　　所有肿瘤切除情况见表 14-3，颈静脉孔区神经鞘瘤最容易完全切除。

表 14–3　各类肿瘤切除程度

组织病理学分类	例　数	全　切	次全切
副神经节瘤	86	67	19
神经鞘瘤	25	25	00
脑膜瘤	16	10	06
动脉瘤样骨囊肿	02	02	00
软骨肉瘤	10	01	09
脊索瘤	10	00	10

（续表）

组织病理学分类	例　数	全　切	次全切
恶性肿瘤	06	00	06
胆脂瘤	02	01	01
软骨瘤	01	01	00
淋巴管瘤	01	01	00
炎性肉芽肿	02	01	01
内淋巴囊瘤	02	01	01
总计	163	109（68%）	54（32%）

（四）术后并发症

所有病例术后并发症及死亡率见表14-4。术后新发脑神经功能障碍最常见也最危险，甚至一过性后组脑神经功能麻痹也可引起严重并发症

表 14-4　术后并发症

并发症	病例数	
新发脑神经功能障碍	Ⅵ	4
	Ⅶ	12（6 例肿瘤浸润）
	Ⅷ	10
	Ⅸ，Ⅹ，Ⅺ	25（15%）
脑脊液漏	10（6%）～3（1.8%）再手术	
偏瘫	1	
死亡	4（2.4%）	

甚至死亡。10 例脑脊液漏（6%）：7 例保守治疗，3 例予以手术处理。

二、术后康复

　　术后康复主要处理脑神经功能障碍。切除肿瘤时面神经的保留程度取决于神经受累程度：如果肿瘤侵犯面神经（常见于副神经节瘤及脑膜瘤）则切除神经，利用腓肠神经或耳大神经行面神经移植术；如果迷路下、乳突区面神经广泛受累，可以采用 Norman Dott 法、Draf 和 Samii 法进行修复。Norman Dott 介绍了一种修复技术：将腓肠神经移植于面神经脑干端与茎乳孔之间[1]（图 14-2）。Draf 和 Samii 改良上述

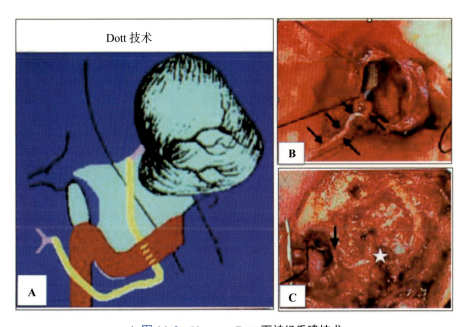

▲ 图 14-2　**Norman Dott 面神经重建技术**

A 和 B. 显示移植的腓肠神经走行于乙状窦后；C. 移植神经吻合于脑干端及茎乳孔处（箭）

技术 [2]：将腓肠神经前移、走行于乙状窦前方（图 14-3）。如果术中无法重建面神经，术后 2 周行面 - 舌下神经吻合术。术后检查后组脑神经功能非常重要：后组脑神经麻痹引起的半舌麻痹可致严重吞咽功能障碍。避免舌麻痹技术：以一侧舌下神经为供体行端侧吻合术。从面神经管中游离面神经向下翻转，不切断神经纤维、纵向分离舌下神经，行面 - 舌下神经端侧吻合术。如因切断神经导致面神经完全麻痹时，可采用睑缘缝合术、金复合体上睑植入术或可透气角膜接触镜保护角膜。如果无法重建面神经，则可以选择面神经跨面移植术或游离肌肉（股薄肌）移植术。

后组脑神经术后康复对于提高生活质量至关重要。如果神经功能部分麻痹，需要插入胃管、在言语听力师指导下进行功能康复锻炼：

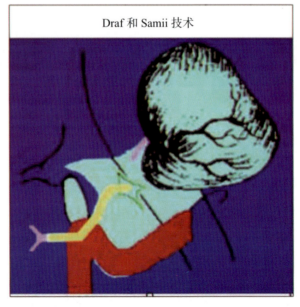

▲ 图 14-3　Draf 和 Samii 面神经重建技术，腓肠神经走行于乙状窦前

如果患者出现严重吞咽功能障碍或神经功能完全丧失，需要行气管切开甚至胃造瘘术；麻痹声带内移术包括甲状软骨成形术及声带注射特氟龙可以帮助改善发音障碍甚至吞咽障碍。确认患者无呼吸危险时才可拔除气管插管。

三、结论

尽管过去几十年诊断技术和外科技术不断发展，但手术切除颈静脉孔区肿瘤对神经外科、耳鼻咽喉科医师来说仍然是一大挑战，主要难点在于肿瘤位置深在、病变范围广泛、可侵犯颈内动脉、脑干、脑神经等诸多重要神经血管结构。类似于副神经节瘤这样供血丰富、术中极易大量出血的肿瘤必须提前妥善处理，术前肿瘤血管栓塞可有效缩减手术时间、减少术中出血。广泛磨除颅底骨质、切除受累硬脑膜等导致的大面积颅底缺损必须予以妥善重建以免出现术后脑脊液漏。

副神经节瘤是颈静脉孔区最常见的肿瘤，虽多为良性，但肿瘤可累及甚至浸润脑神经及血管，因此每一例颈静脉孔副神经瘤患者都需要采取个性化治疗方案：包括选择最佳手术入路、确定肿瘤切除程度、术后是否辅助治疗等。对于神经鞘瘤、良性脑膜瘤、非侵袭性副神经节瘤及其他颈静脉孔区良性肿瘤来说手术切除仍然是首选方案，但某些病例如巨大颈静脉孔副神经节瘤、脑膜瘤等为了保护受累的神经血管结构很难做到完全切除，此时采取神经外科、耳鼻咽喉科、介入放射学、神经麻醉学、神经重症监护等多学科合作模式可能是最佳选择。术后神经功能障碍特别是后组脑神经麻痹将显著影响患者生活质量，术后并发症、死亡率与肿瘤大小、生物学行为特点、神经血管结构受累程度及肿瘤组织病理学特点密切相关。术后放射治疗特别是放射外科治疗应用于小残余肿瘤能够长期控制肿瘤生长；对于高龄、小肿瘤患者或许可以首选放射治疗。恶性肿瘤可以考虑辅助化疗。最后需要强调的是影响患者术后效果最重要的因素是治疗团队的经验。

参考文献

[1] Dott NM. Facial nerve reconstruction by graft bypassing the petrous bone. Arch Otolaryngol. 1963;78:426–8.
[2] Draf W, Samii M. Intracranial-intratemporal anastomosis of the facial nerve (author's translation). Laryngol Rhinol Otol. 1980;59(5):282–7.